Ricettario macchina per fare il pane

50+ ricette di pane da fare a casa

William Pusceddu

Tutti i diritti riservati.

Disclaimer

SOMMARIO

INTRODUZIONE.............. 6

KEFIR, PANE DI FARRO E SEGALE CON SEMI DI LINO E IMPASTO DI MACINA PER PANE 10

PANE - CILIEGIA - TORTA............. 12

SOLE SIEGFRIED 14

PANE INTEGRALE............. 16

IMPASTO PER PANE / IMPASTO ROTOLO 18

PANE DI MIRTILLI CANADESI 20

GERMOGLI DI GRANO 22

PANE COUS COUS CON TIRO DI BAMBÙ E MIELE DI BOSCO 24

IL PANE DELL'AGRICOLTORE 27

LOBIANI E HATSCHIPURI - PANE GEORGIANO RIPIENO DI FAGIOLI O FORMAGGIO......................... 29

LE CIPOLLE FRITTE DELLA NONNA 32

BAGUETTE DI NOCI E ANACARDI 34

SCHNITZBROT SVEVO O HUTZELBROT 36

PANE DI FARRO INTEGRALE CON I CEREALI 39

FARRO - PANE INTEGRALE PER TEGLIA DA PAGNOTTE................. 42

PANE PUGLIESE CON LIEVITO MADRE................. 45

PANE DI PATATE................. 48

FILADELFIA................. 50

PROSCIUTTO COTTO IN PANE................. 52

PANE DI SEMOLA INTEGRALE 54

DESSERT DI PANE VEGANO ALLA FRAGOLA 56

PANE IN POLVERE DA FORNO II................. 58

PANE DI BERLINO 60

PANE DI BERLINO 62

PANE DELLE FRITTELLE DI PATATE WESTERWALD 64

TORTA DI PATATE BULBENIK (PANE) 66

PANE MALTESE 68

PANE NOCI E CIOCCOLATO 70

IL GRANDE PANE SENZA GLUTINE DI KARIN 72

RICETTA PER PREPARARE LA LASCIA 75

ROTOLI DI FARRO VELOCI DALLA PADELLA 77

MÜNSTERLÄNDER AGRICOLTORE MARES 79

YOGURT CIABATTA 81

IMPASTO DI PANE ACIDO 83

IL MIO CIABATTA 85

PANE DI PAESE DI WUPPERTAL 87

PANE INTEGRALE DI SEGALE CON IMPASTO LATTE. 91

CIABATTA 94

PANE INTEGRALE 96

PANE DI FARRO INTEGRALE DELL'ALTO ADIGE 98

MACINAZIONE DI PANE E ROTOLI 100

PANE DI CIPOLLA, FORMAGGIO E PROSCIUTTO 102

PANE SEMPLICE 104

PANE DEL PESTO CON BASILICO 106

PANE A BASSO CARBURANTE AI SEMI DI GIRASOLE 108

PANE INDIANO NAAN 110

DELIZIOSO PANE AL BURRO, FARRO E FARINA DI FRUMENTO 113

PANE MAGICO DA CUCINA SENZA GLUTINE 115

PANE NAAN 117

IL PANE VITALE DI DELFINA... 119

CONCLUSIONE.. 120

INTRODUZIONE

Il pane è un alimento tradizionale e ben noto che esisteva alle nostre latitudini molto prima delle patate, del riso o della pasta. Poiché il pane non fornisce solo energia, ma anche vitamine, minerali e oligoelementi, il prodotto è predestinato come base di una dieta.

Pane come base dietetica Pane come base dietetica

La dieta del pane è stata sviluppata nel 1976 presso l'Università di Giessen. Da allora, sono state apportate numerose modifiche, ma differiscono l'una dall'altra solo nelle sfumature. La base della dieta del pane è il pane alimentare ad alto contenuto di carboidrati.

Il pane è fatto di grano, quindi il pane può differire a seconda del tipo e della lavorazione del grano. I prodotti con un alto contenuto di cereali integrali sono preferiti nella dieta del pane. Tali pani sono caratterizzati da un alto contenuto di oligoelementi e minerali, contengono anche fibre. Il pane bianco pesantemente lavorato non è proibito nella dieta del pane, ma dovrebbe essere consumato solo in piccole quantità.

COME FUNZIONA LA DIETA DEL PANE

La dieta del pane è fondamentalmente una dieta che agisce riducendo l'apporto di calorie. La quantità totale di energia per la giornata è ridotta a 1200-1400 calorie nella dieta del pane. Ad eccezione di un piccolo pasto caldo a base di prodotti a base di cereali, queste calorie vengono fornite solo sotto forma di pane.

Non è necessario che sia carne secca, quark magro con erbe o strisce di verdure. Non ci sono quasi limiti all'immaginazione, il che spiega il gran numero di ricette per la dieta del pane. Le bevande incluse nella dieta del pane comprendono acqua e tè senza zucchero. Inoltre, prima di ogni pasto viene assunta una bevanda a base di pane per aiutare la digestione e stimolare il sistema immunitario.

BENEFICI DELLA DIETA DEL PANE

A meno che non si commetta l'autoinganno quando si posizionano i panini, un vantaggio della dieta del pane, come con la maggior parte delle diete ipocaloriche, è il rapido successo. Ma la dieta del pane ha altri vantaggi reali rispetto ad altre diete. La dieta può essere progettata per essere molto equilibrata in modo da non aspettarsi sintomi di carenza.

In linea di principio, una dieta a base di pane può quindi essere eseguita anche per un lungo periodo di tempo senza che si prevedano effetti negativi sulla salute. Un altro vantaggio è la facilità con cui è possibile eseguire la dieta. La maggior parte del pasto è fredda e può essere preparata. Di conseguenza, anche una persona che lavora può facilmente portare a termine la dieta mangiando il pane che ha portato con sé invece di mangiare in mensa.

SVANTAGGI DELLA DIETA DEL PANE

La dieta del pane non presenta particolari svantaggi derivanti dalla sua composizione. Tuttavia, se la dieta del pane viene eseguita solo temporaneamente e poi ripristinata allo stile di vita precedente, il temuto effetto yo-yo si verifica anche con la dieta del pane. Durante la fase di fame durante la dieta, il metabolismo basale del corpo è diminuito.

Dopo la fine della dieta, l'aumento di peso si verifica quindi rapidamente e di solito a un livello più elevato rispetto a prima dell'inizio della dieta.

KEFIR, PANE DI FARRO E SEGALE CON SEMI DI LINO E IMPASTO DI MACINA PER PANE

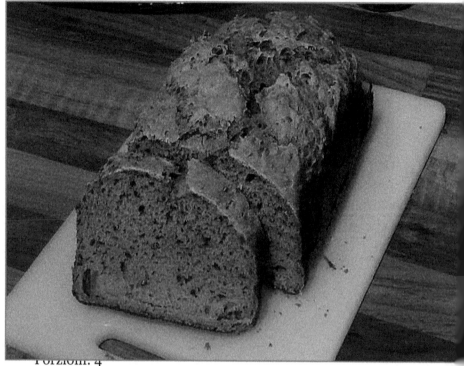

Porzioni: 4

INGREDIENTI

- 240 gr Kefir (latte kefir)
- 180 gr Lievito naturale, fermentato dal fornaio o da te
- 90 g   Farina di segale tipo 997
- 270 gr Farina di farro tipo 1050
- 8 g   sale
- 4 g   Lievito secco, circa 1/2 bustina
- 30 g   semi di lino

PREPARAZIONE

Metti tutti gli ingredienti nella macchina per il pane esattamente in questo ordine. Quindi prima gli ingredienti liquidi, poi la farina e infine il lievito secco e i semi di lino.

Nel normale programma di cottura, selezionare 750 g di pasta e selezionare un livello di doratura forte (durata totale circa 3 ore). La funzione di preselezione dell'ora fino a ca. Sono possibili anche 12 ore. Così quando ti alzi la mattina hai un pane per la colazione meravigliosamente profumato, fresco e croccante.

Se non hai a disposizione lievito naturale fresco, puoi usare altri 90 g di farina di segale, 90 g di acqua e un estratto di lievito naturale dal supermercato o dal negozio di alimenti naturali e mescolare fino a ottenere una polpa.

PANE - CILIEGIA - TORTA

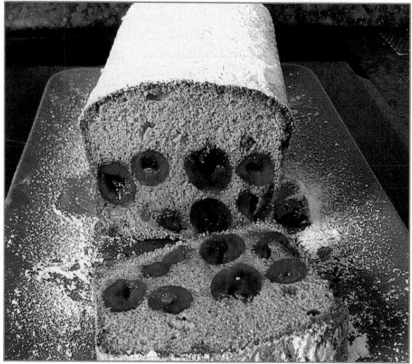

Porzioni: 1

INGREDIENTI

- 1 bicchiere   Amarene, (contenuto 680 g)
- 150 gr Pane (i), pane nero raffermo
- 4 °   Uova)
- 150 gr zucchero
- 1 cucchiaino   cannella
- Burro e pangrattato per la padella
- Zucchero a velo (dopo la cottura)

PREPARAZIONE

Scolare le ciliegie e sbriciolare il pane nero. Imburrare una teglia da pane e cospargere di pangrattato.

Ora preriscalda il forno a 180 gradi (calore superiore e inferiore). Batti il

Uova con lo zucchero fino a renderle spumose. Incorporare la cannella e il pane sbriciolato.

Versare la pastella nello stampo e spalmare sopra le ciliegie.

Cuocere la torta sulla griglia centrale per circa 50 minuti. Quindi lasciate riposare la torta nella teglia per 10 minuti, rimuovetela e fatela raffreddare completamente su una teglia.

Infine spolverare con zucchero a velo a piacere.

SOLE SIEGFRIED

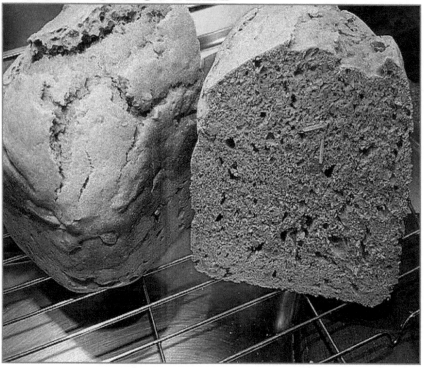

INGREDIENTI

- 600 gr Impasto (Sigfrido di farina di grano tenero tipo 1050)
- 300g   Farina di grano tenero tipo 1050
- 150 gr Farina di frumento, grano intero
- 170 ml Acqua, tiepida, possibilmente meno (circa 150 ml)
- 2 cucchiaini da tè   sale marino
- ½ confezione Lievito secco
- 70 g   Semi di girasole

PREPARAZIONE

Trasforma tutti gli ingredienti tranne i semi di girasole in un impasto liscio (preferibilmente con un robot da cucina). Quindi lavorare i semi di girasole. Formare una pagnotta con l'impasto, lasciarla riposare per ca. 2 ore e tagliare più volte prima di infornare.

Durante la cottura nel BBA, mettere a riposare l'impasto nella macchina, quindi tagliare e infornare con il programma "solo cottura" (durata: 1 ora).

Oppure cuocere il pane in forno a 175-180 ° C per 50-60 minuti.

PANE INTEGRALE

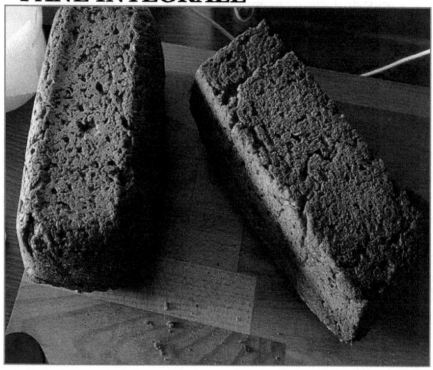

Porzioni: 1

INGREDIENTI

- 500 g Farina di grano tenero tipo almeno 550 o farina di farro o di segale
- 250 gr Farina di segale
- 250 gr Farina integrale o farina integrale
- 100 grammi Semi di zucca
- 100 grammi Semi di girasole
- 100 grammi Semi di lino, chiari o scuri
- 2 cucchiai e mezzo, lavorato Sale, 3 anche i cucchiai vanno bene
- 3 cucchiai Sciroppo di barbabietola
- 2 dadi Lievito fresco

- 1 litro   Burro di latte

PREPARAZIONE

Le quantità fornite sono sufficienti per due pagnotte complete. Dato che il tempo di cottura è piuttosto lungo e l'energia va utilizzata con saggezza, consiglierei di preparare sempre due pagnotte. Il pane fresco può anche essere congelato bene.

Mettere prima il lievito insieme al latticello e lo sciroppo di barbabietola in un contenitore di almeno 2 litri. Per fare questo, riscaldare il latticello insieme allo sciroppo di barbabietola a ca. 35 ° C e poi sbriciolare il lievito. È molto importante NON superare MAI i 37 ° C, perché questo distruggerà i lieviti e il pane non lieviterà correttamente. Quindi lascia semplicemente il recipiente sul piano di lavoro e lascia che il lievito faccia il suo lavoro.

Nel frattempo preparare il composto di farina. Pesare tutti gli ingredienti e metterli in una grande ciotola. Mescolare il composto di farina con i chicchi e il sale a secco e poi fare una fontana al centro.

Ora controlla se il lievito è stato attivato. La miscela di latticello dovrebbe ormai spumeggiare e lievitare chiaramente.

Versare il composto di lievito di latticello nel pozzetto precedentemente formato e mescolare il tutto in una massa omogenea. L'impasto tende ad essere liquido, quindi non essere sorpreso.

Dopo aver impastato, mettere l'impasto in due stampi da forno (1,5-1,8 litri ciascuno) e infornare in forno preriscaldato a 150 ° C per 2,5 ore sulla griglia centrale.

IMPASTO PER PANE /

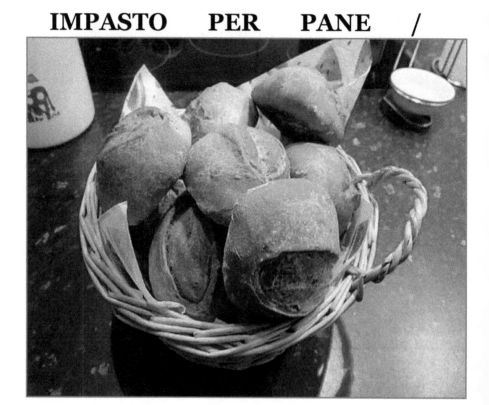

Porzioni: 1

INGREDIENTI

- 125 g   Farina (farina di frumento)
- 125 g   Farina di farro
- 125 g   Farina (farina integrale)
- 125 g   Farina (farina di segale)
- 1 confezione   Lievito secco
- ¼ di litro   acqua

PREPARAZIONE

Misura ogni tipo di farina e setaccia in una ciotola. Quindi aggiungere il lievito secco e mescolare con un cucchiaio in modo che il lievito secco si mescoli alla farina.

Ora aggiungi l'acqua e impasta prima con uno sbattitore a mano e un gancio per impastare. L'impasto è ora un po 'friabile, se si lavora tutta la pasta si lavora con le mani e si forma una palla. Questa palla ora rimane nella ciotola e viene coperta e collocata in un luogo caldo (ad esempio sulla stufa). L'impasto deve lievitare ora.

L'impasto può essere ulteriormente lavorato quando una piccola rientranza, che si crea premendo delicatamente il dito nell'impasto, scompare immediatamente di nuovo. Formare la pasta a piacere (teglia, ovale, forma rotoli, ecc.) E disporla su una teglia rivestita con carta da forno o carta da forno e cuocere in forno. Il pane oi panini vengono informati a 200 gradi fino a raggiungere la doratura desiderata.

PANE DI MIRTILLI CANADESI

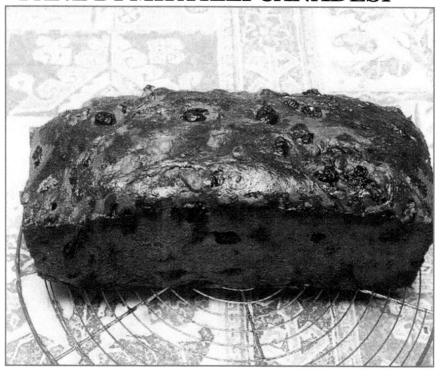

Porzioni: 1

INGREDIENTI

Per la pasta:

- 130 g   Mirtilli rossi (frutti di bosco essiccati)
- 150 ml Succo di mirtillo rosso o succo di mela
- 100 grammi   Noci Pecan
- 100 grammi   Formaggio Cheddar, tagliato a cubetti
- 125 g   Farina di farro tipo 630
- 250 gr Farina di grano tenero tipo 550 plus 1 cucchiai in più per la miscela di noci
- 1 confezione   Lievito secco

- 250 ml Acqua (tiepida
- ½ cucchiaino sale
- 6 cucchiai   Olio di colza
- 50 g   sciroppo d'acero

Anche:

- tuorlo d'uovo
- 1 cucchiaio   acqua
- Qualcosa di grasso per la forma

PREPARAZIONE

Immergere i mirtilli rossi nel succo di mirtilli per almeno 2 ore o durante la notte. Quindi scolate bene i frutti in uno scolapasta.

Setacciate i due tipi di farina. Mescolare il sale, il lievito secco, l'acqua, lo sciroppo d'acero e l'olio e lavorarli con una pasta lievitata. Lascialo andare finché il volume non è raddoppiato.

Mescolare i mirtilli scolati con il formaggio e le noci e incorporare un cucchiaio colmo di farina. Impastare il composto con la pasta lievitata lievitata. Se l'impasto si attacca troppo, potrebbe essere necessario aggiungere un po 'più di farina.

Imburrate un po 'una teglia da plumcake da 30 mm, versateci l'impasto, levigatelo e fatelo lievitare fino a che non risale sul bordo della teglia. Mescolare i tuorli d'uovo con il cucchiaio di acqua e stenderli con cura sulla pasta di pane.

Preriscaldare il forno a 180 ° C sopra / sotto e cuocere il pane per circa 60 minuti, quindi lasciar raffreddare su una gratella.

GERMOGLI DI GRANO

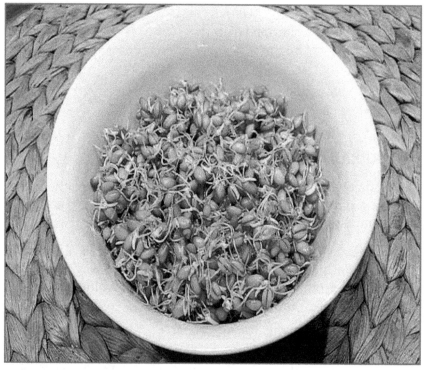

Porzioni: 1

INGREDIENTI

- 60 g   Cereali (segale e chicchi di grano)
- n. B.   acqua

PREPARAZIONE

Immergi i chicchi in acqua in una ciotola di plastica poco profonda durante la notte. Metti il coperchio ad angolo, non chiuderlo. La mattina dopo, sciacquare i germogli in un colino e poi rimetterli nella ciotola, distribuire uniformemente e rimettere il coperchio. Ora sciacquare i germogli con acqua ogni mattina e sera.

Dopo tre giorni, uso i germogli per il consumo o per la cottura al forno, oppure li tengo in frigorifero per 1 - 2 giorni per lavorarli.

PANE COUS COUS CON TIRO DI BAMBÙ E MIELE DI BOSCO

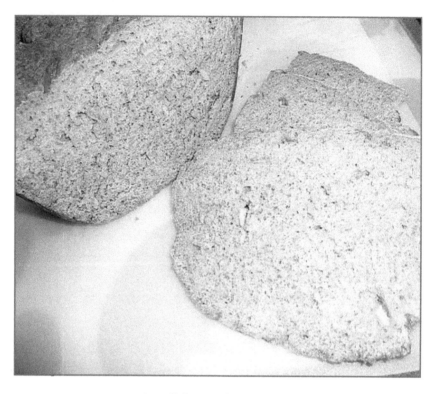

- 420 gr Farina di farro (farina integrale)
- 20 g Lievito, fresco
- 1 cucchiaio sale
- 1 cucchiaio Miele, (miele di bosco)
- 150 ml Acqua, tiepida, per la pasta di pane
- 100 grammi couscous
- 150 ml Acqua bollente per il couscous
- 125 g Germogli di bambù, dal bicchiere
- Grasso per cuocere o cuocere i piatti

PREPARAZIONE

Mettere 100 g di cous cous in una ciotola, aggiungere acqua bollente e mescolare bene. Dopo 10 minuti, sbuffare con una forchetta.

Nel frattempo tagliare i germogli a pezzetti e incorporare il cous cous.

Versare la farina in una ciotola, mescolare il sale, fare una fontana e aggiungere il miele.

Sciogliere il lievito in acqua tiepida e versare sopra il miele.

Impastare grossolanamente la pasta, quindi impastare la massa di germogli di cous cous.

Lavorate bene l'impasto finché non si attacca più al bordo della ciotola. Eventualmente aggiungere un po 'più di farina.

Metti un asciugamano sopra la ciotola e lascia riposare per 30 minuti.

Ungete una piccola pirofila rotonda o ovale (l'impasto è salito così in alto da non entrare più in una normale teglia) e aggiungete l'impasto.

Mettere nel forno freddo, 2 ° griglia dal basso e infornare per 30 minuti a 200 gradi sopra / sotto.

Riempire preventivamente con acqua la leccarda sul fondo del forno oppure posizionare una ciotola da forno con acqua sul fondo del forno.

Trascorsi i 30 minuti, abbassate la fiamma a 180 gradi e infornate per altri 60 minuti.

Negli ultimi 30 minuti ho messo un foglio di alluminio sul pane in modo che la crosta non diventi troppo scura, ma ognuno come vuole per sé.

Questa combinazione di pane è stata creata perché non mi piace così tanto il cous cous, ma avevo ancora degli avanzi in magazzino e perché a volte usavo germogli di bambù da un barattolo, ma c'era ancora un po 'di avanzi nel barattolo, quindi perché non cuocere il pane di esso.

Contrariamente alle mie stesse aspettative, si è rivelato davvero delizioso!

IL PANE DELL'AGRICOLTORE

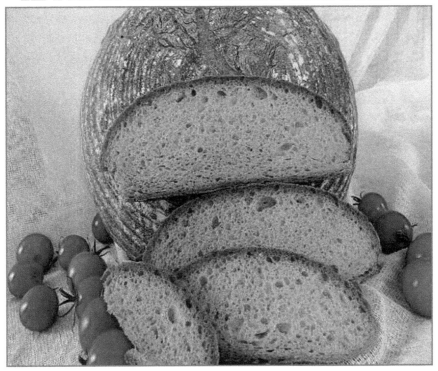

Porzioni: 1

INGREDIENTI

- 500 g   Farina di grano tenero tipo 1050
- 250 gr Farina di segale tipo 1150
- 20 g   lievito
- 10 g   zucchero a velo
- 30 g   Miele, più liquido
- 15 g   burro
- 75 g   Lievito naturale, più liquido
- 20 g   sale
- 500 ml Acqua tiepida oa temperatura ambiente
- Olio per la ciotola
- Farina per lavorare e per spolverare

PREPARAZIONE

Sbriciolate il lievito e scioglietelo con lo zucchero a velo in 2 cucchiai di acqua a temperatura ambiente. Mescolare metà della farina di frumento e di segale e impastare con l'acqua (preferibilmente con un gancio per impastare).

Non aggiungere ancora la miscela di lievito alla miscela di acqua e farina! Lascia riposare il pre-impasto per 30 minuti.

Aggiungere ora al preimpasto il composto di lievito con l'altra metà della farina di frumento e segale, il miele liquido, il burro e la pasta madre liquida e impastare a livello basso per circa 2 minuti. Cospargere di sale e impastare il tutto a fuoco medio per circa 5 minuti.

Mettete l'impasto in una ciotola leggermente unta d'olio e coprite con un canovaccio e lasciate lievitare per 45 minuti.

Adagiare l'impasto su un piano di lavoro leggermente infarinato e formare una pagnotta rotonda con le mani infarinate. Spolverare con un po 'di farina e disporli su una teglia rivestita di carta da forno. Coprite e lasciate lievitare per altri 45 minuti.

Preriscaldare il forno a 250 ° C (calore superiore / inferiore). Metti una ciotola di acqua bollente sul fondo del forno. Cuocere il pane nel terzo inferiore per 10 minuti. Abbassate la temperatura a 200 ° C e infornate per altri 50 minuti. (Circolazione dell'aria non consigliata).

LOBIANI E HATSCHIPURI - PANE GEORGIANO RIPIENO DI FAGIOLI O FORMAGGIO

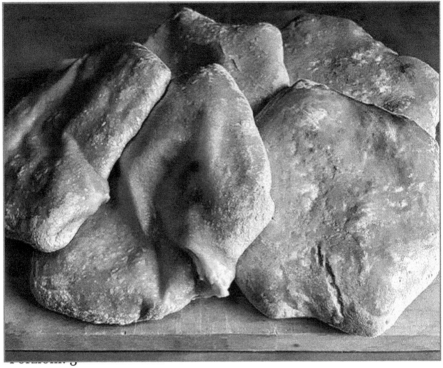

Porzioni: g

ingredienti

- 450 gr Farina di frumento
- 150 gr Farina di mais
- 1 cubo Lievito o 1 confezione di lievito secco
- 250 ml Acqua, temperatura ambiente
- 150 ml Kefir, temperatura ambiente
- ½ cucchiaino zucchero
- 1 cucchiaino   sale
- Uova)
- 125 g   Mozzarella

- 200 gr Feta o formaggio di pastore
- 100 grammi   Formaggio Gouda
- 1 lattina   Fagioli nani, ca. 220 gr
- 120 gr Cubetti di pancetta o cubetti di pancetta
- Miscela di spezie (Chmeli Suneli), ad esempio secondo la mia ricetta dal database
- Salato
- Grani di coriandolo

PREPARAZIONE

Sbattere l'uovo, separare i tuorli e gli albumi. Refrigerare!

Sciogliere il lievito fresco con un po 'd'acqua. Il lievito secco può essere aggiunto direttamente alla farina. Pesare la farina, aggiungere sale e zucchero e mescolare bene. Se si utilizza lievito fresco, fare una fontana, versarvi il lievito sciolto e coprire leggermente con la farina. Versare con cautela il kefir e lavorarlo dall'esterno. Aggiungere il resto dell'acqua secondo necessità. Impastare l'impasto fino a ottenere una massa liscia. Lascia riposare per 30 minuti. Impastate ancora e lasciate riposare per altri 30 minuti. Quindi formare 6 palline uniformi dall'impasto, arrotolarle nella farina e lasciar lievitare per ca. 15-20 minuti.

Per gli Hatschipuri:

Grattugiare e mescolare i formaggi. Dal momento che il vero formaggio georgiano non è infatti disponibile qui, io uso la miscela citata, che offre un certo equilibrio di "tenacità" e "sapidità" che si avvicina. È anche importante utilizzare la salamoia della feta (3-4 cucchiai). Poi unite il composto con l'albume, mescolate bene e mettete in frigorifero.

Per i lobiani: scolate il

Fagioli, raccogliendo parte del brodo.

Schiacciare i fagioli in una ciotola, aggiungere la pancetta / i cubetti di pancetta. Salate se necessario. Quindi mescolare generosamente con Chmeli Suneli, semi di coriandolo salati e macinati. Se necessario, rendere la pasta più liscia con un po 'di brodo di fagioli. 1-2 cucchiai dovrebbero essere sufficienti.

Stendete le palline di pasta, l'impasto potrebbe essere un po 'più sottile all'esterno.

Dividete le masse in terzi e adagiatene una parte sull'impasto steso. Appiattiscilo un po '.

Tirare il bordo in cerchio verso il centro, facendo piccole pieghe e premendo verso il basso. Girare e stendere con cura fino ad uno spessore di 1-2 cm.

Distribuire sulle teglie e spennellare con il tuorlo d'uovo. Infornare a convezione a 200 gradi per circa 20-25 minuti.

Lobiami e Hatchipuri hanno un sapore migliore quando sono ancora caldi!

LE CIPOLLE FRITTE DELLA NONNA

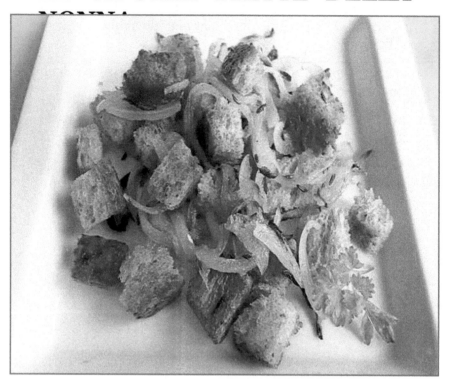

Porzioni: 3

ingredienti

- 1 kg Onion (sostantivo)
- 1 cucchiaino di semi di cumino
- Sale e pepe a piacere
- 1 fetta / n Pane, cibi raffermo, ad es. B. Bordi
- 1 cucchiaio   Margarina per la cottura

PREPARAZIONE

Pelare e affettare le cipolle. Riscalda la margarina in padella.
Aggiungere la cipolla e i semi di cumino. Condire con sale e

pepe e rosolare fino a quando le cipolle sono vaporose e cotte.

Tagliare il pane a cubetti e aggiungerlo alle cipolle. Friggere qualche minuto. Condire a piacere e servire.

Le patate al cartoccio si sposano bene.

BAGUETTE DI NOCI E ANACARDI

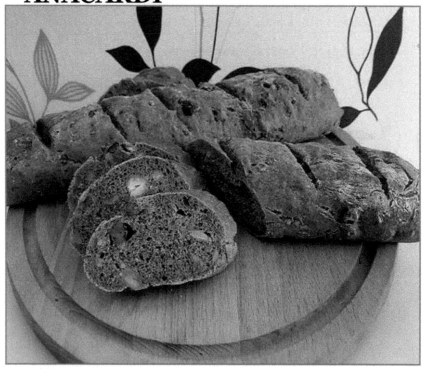

Porzioni: 2

INGREDIENTI

- 75 g   Noci
- 75 g   Anacardi
- 20 g   Lievito, fresco
- 250 gr Farina di farro (integrale)
- 250 gr Farina di frumento
- 1 cucchiaino   sale
- Farina, per il piano di lavoro

PREPARAZIONE

Tritate grossolanamente le noci e gli anacardi. Sciogliere il lievito in 350 ml di acqua tiepida mescolando. Mescolare i due tipi di farina e aggiustare di sale, versare il lievito sciolto e impastare fino ad ottenere una pasta liscia utilizzando il gancio per impastare dello sbattitore a mano. Impastare le noci tritate e poi coprire e far lievitare l'impasto in un luogo caldo per circa 1 ora.

Tagliare a metà l'impasto, formare 2 baguette con le mani infarinate. Adagiateli uno accanto all'altro su una teglia rivestita di carta da forno e lasciate lievitare per altri 45 minuti.

Cuocere in forno caldo, fuoco alto / basso, a 225 gradi per circa 20 minuti.

Lasciate raffreddare e gustatela fresca.

SCHNITZBROT SVEVO O HUTZELBROT

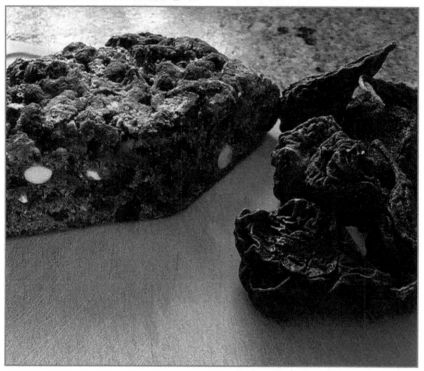

Porzioni: 2

INGREDIENTI

- 500 g Pera (e), essiccata intera (Hutzeln, ad es. Pere d'acqua svizzere o pere arrosto)
- 500 g Le prugne, essiccate o prugne vengono inscatolate semisecco senza noccioli
- 40 g Lievito, fresco
- 1.000 g Farina fondente (tipo 1060)
- 250 gr zucchero
- 500 g Fichi, essiccati
- 125 g Buccia d'arancia

- 125 g   Scorza di limone
- 250 gr Nocciole
- 250 gr Noci
- 250 gr Mandorle, non pelate, macinate
- 250 gr Uva sultanina
- 250 gr uva passa
- 30 g   Cannella in polvere
- 1 cucchiaio   Anice, macinato
- 1 pizzico (i) di sale
- 2 litri   Succo di mela fermentato (Mosto svevo)
- 20 Mandorle, intere

PREPARAZIONE

Mettere a bagno le Hutzeln (pere essiccate) in una grande casseruola con 1-2 litri di mosto durante la notte. Portare a ebollizione il giorno successivo e cuocere a fuoco lento con il coperchio fino a quando le pere non saranno morbide. Riempire ripetutamente mosto e acqua (in parti uguali) in modo che i baccelli siano coperti. Mentre salgono a galla, metto un piatto adatto sulle nocche che le spinge di nuovo nel liquido. Tagliate a cubetti prugne e fichi, tritate la buccia d'arancia e la scorza di limone, le nocciole e le noci. Mettete il tutto in una ciotola capiente (useremo una vaschetta di plastica), aggiungete le mandorle tritate, l'uva sultanina e l'uvetta. Cospargere di cannella, anice e sale. I coni ammollati tagliano la piccola parte dura all'estremità della pera, circa delle dimensioni di una lenticchia, tagliate e scartate.

Con un po 'di brodo Hutzel caldo, il lievito, un po' di zucchero e farina, preparare un piccolo pre-impasto fino a quando non lievita.

Mettete il resto dello zucchero nella padella con la pastella. Lavorare il tutto e aggiungere gradualmente la farina.

Versare un po 'di brodo Hutzel, in modo da formare un impasto leggermente appiccicoso e malleabile. È meglio lavorare in coppia: una persona tiene la vasca. Quindi spolverare leggermente il tutto con farina, coprire e lasciare lievitare in un luogo caldo. Ci vuole un po 'di tempo.

Non appena la farina si spacca, lavorare di nuovo l'impasto e dividerlo in 10 parti uguali.

Formatele delle pagnotte e disponetele su una teglia rivestita di carta da forno. Scottare le mandorle intere con acqua calda, quindi la pelle marrone può essere staccata facilmente. Dividete le mandorle e pressate quattro mezze mandorle su ciascuna delle pagnotte sagomate in modo tale da creare una croce simbolica. Coprite con un canovaccio e lasciate riposare per una notte.

La mattina successiva preriscaldate il forno a 220 ° (forno ventilato 190 °). Cuocere il pane Hutzel per 40-50 minuti. Guarda sempre in modo che non diventino neri nella parte superiore. Altrimenti abbassare la temperatura per tempo. Le pagnotte sono pronte quando suonano vuote quando tocchi il pavimento. Spennellate con il resto del brodo ancora caldo, poi lucidate bene e lasciate raffreddare. Lasciar riposare per un altro giorno o due, poi hanno un sapore davvero buono.

Quindi avvolgiamo ogni pagnotta in pellicola trasparente. L'Hutzelbrot (chiamato anche Schnitzbrot) può essere conservato per un tempo molto lungo, ca. 2-4 mesi. Controlla ancora e ancora che non si formi muffa sotto la pellicola, cosa che può accadere con il pane troppo umido. Quindi disimballare subito. Diamo via molto come regali di Natale.

PANE DI FARRO INTEGRALE CON I CEREALI

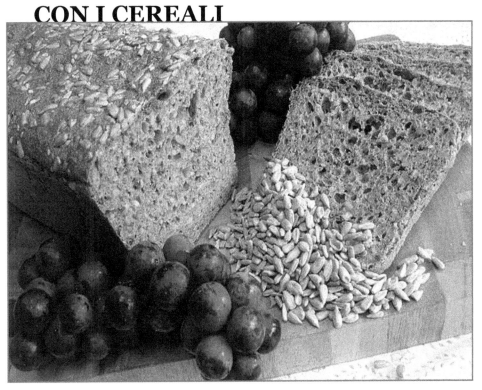

Porzioni: 1

INGREDIENTI

- 80 gr   Semi di girasole
- 80 gr   sesamo
- 80 gr   semi di lino
- 250 gr Acqua, calda
- 750 g   Farina di farro integrale
- 12 g   sale marino
- 42 gr   Lievito fresco o 14 g di lievito secco
- 1 cucchiaino   zucchero
- 500 g   Acqua, tiepida

- 3 cucchiai   Aceto di sidro di mele
- Burro o margarina per lo stampo

PREPARAZIONE

Mettere i semi di girasole, i semi di sesamo ei semi di lino in una ciotola capiente e versarvi sopra dell'acqua calda. Chiudi la ciotola con un coperchio e lascia i chicchi in ammollo per una notte, preferibilmente.

Aggiungere la farina di farro integrale e il sale nella ciotola con i chicchi ammollati e mescolare il tutto.

Mettere il lievito con lo zucchero in un becher e aggiungere gradualmente 500 g di acqua tiepida fino a quando il lievito non si sarà completamente sciolto. Infine, aggiungi l'aceto di mele all'acqua del lievito e aggiungi il tutto alla farina nella ciotola. Utilizzando uno sbattitore a mano, mescolare tutti gli ingredienti con il gancio per impastare fino a formare un impasto omogeneo.

Coprite la pasta e lasciate lievitare per due ore a temperatura ambiente.

Ungete una teglia larga con burro o margarina, versate l'impasto nella teglia e lasciate lievitare per altre due ore.

Mettere l'impasto nel forno freddo e infornare a 200 ° C sopra / sotto per circa 60 minuti. Rimuovere il pane dallo stampo e infornare per altri 10-15 minuti senza una teglia.

Lascia raffreddare il pane finito su una griglia.

Il tempo di cottura varia a seconda del forno e della teglia. Se necessario, bucherellate il pane con un bastoncino di legno per verificare che l'impasto vi aderisca. In questo caso, cuocere ancora un po 'il pane.

Consiglio di Chefkoch.de: poiché il contenuto di cadmio nei semi di lino è relativamente alto, il Centro federale per l'alimentazione consiglia di non consumare più di 20 g di semi di lino al giorno. Il consumo quotidiano di pane dovrebbe essere suddiviso di conseguenza.

FARRO - PANE INTEGRALE PER TEGLIA DA 30

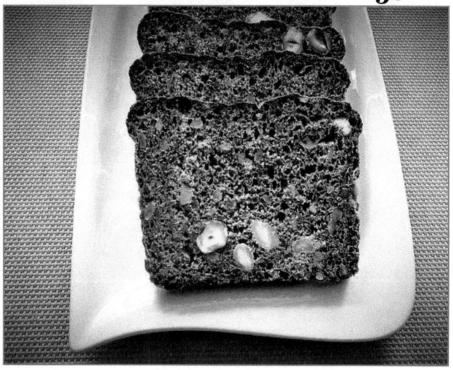

Porzioni: 1

INGREDIENTI

- 675 g   Farina, (farina di farro integrale)
- 30 g   lievito
- 1 cucchiaino   sale
- ½ cucchiaino Cumino macinato
- 1 cucchiaio   zucchero
- 500 ml Acqua tiepida
- Qualcosa di margarina o burro
- Semi di girasole, semi di sesamo, semi di lino ...

PREPARAZIONE

Ungete una teglia da pane (30s) e spolverizzate con i semi.

Mescolare la farina di farro integrale con sale, zucchero e semi di cumino.

Riempite un misurino con l'acqua tiepida, sbriciolate il lievito e scioglietelo completamente.

Aggiungere l'acqua lievitata al composto di farina e mescolare il tutto con il gancio per impastare. (La consistenza dell'impasto ora assomiglia a una pastella dura rispetto a una pasta di pane, ma è vero!)

Versare l'impasto nella teglia preparata e lisciarla.

Mettete lo stampo nel forno freddo (questo è molto importante!) E ora mettete il forno a 60 ° di aria calda.

Non appena l'impasto avrà raggiunto la sommità della teglia, portarlo a 225 ° C e infornare per altri 40 minuti.

Lasciate raffreddare nello stampo per circa 5 minuti e poi sformate.

Se non ti piace il cumino, puoi lasciarlo fuori o sostituirlo con altre spezie, ma sarebbe un peccato, perché il cumino mantiene il pane fresco a lungo.

Puoi anche cuocere il pane con il grano al posto del farro (entrambi sono meglio macinati al momento, per via dei nutrienti!)

Puoi anche mescolare i semi nell'impasto invece di cospargerli nello stampo, ma poi non ottengono questo Aroma inimitabile.

È meglio cuocere il pane in una teglia di latta nera, ma funziona anche in altre forme.

Se non hai un forno ventilato, devi ridurre i valori di ca. 15-20°.

PANE PUGLIESE CON LIEVITO MADRE

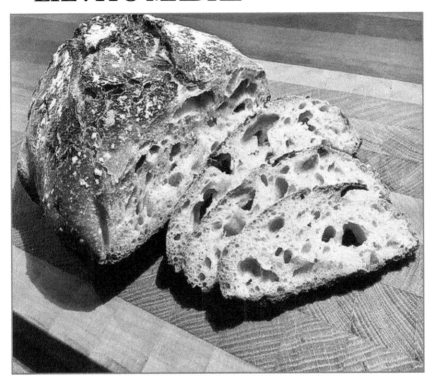

Porzioni; 2

INGREDIENTI

- 120 gr Lievito naturale (Lievito madre)
- 600 gr Farina (grano tenero al vapore o semola di grano duro italiano)
- 400 gr Acqua, tiepida
- 20 g Sale marino, dal mulino

PREPARAZIONE

Rinfrescare il Lievito madre tre volte per 8 ore a temperatura ambiente. Per fare questo togliete 100 g di una madre di Lieveto esistente e rinfrescatela con 50 g di farina di grano tenero tipo 550 e acqua a seconda della consistenza della madre di Lieveto. Lievito madre è un lievito madre a base di mele, farina integrale e acqua. L'ho allevato da solo e lo uso da settimane. Se non serve, è in frigorifero, ma va rinfrescato almeno una volta alla settimana con 50 g di farina e acqua. Questa è una pasta madre molto delicata.

Setacciare la farina in una ciotola e formare una fontana. Versare 400 g di acqua tiepida e mescolare con un cucchiaio fino a quando tutta la farina si sarà inumidita e formerà un grumo; richiede circa due minuti. Coprite la terrina e lasciate riposare l'impasto a 24 ° C per 2 ore per l'autolisi.

Aggiungere il Lievito madre e impastare a mano; piegare con 2 dita al centro o con il cartoncino di pasta frolla; richiede circa un minuto. Copri la ciotola e lascia

la pasta lievita per 1 ora. Appiattire un po 'l'impasto, cospargere di sale 10 g e ripiegare l'impasto dal bordo al centro. Girare l'impasto, versarvi sopra i 10 g di sale rimanenti e ripiegare di nuovo in modo uniforme dal bordo al centro. Copri la ciotola e lascia riposare per 30 minuti.

Ora stendete e piegate l'impasto tre volte ogni 15 minuti. Dal bordo al centro, girare un po 'la ciotola e ripetere più volte il processo fino a formare una palla con una superficie liscia. L'impasto diventa molto elastico, quasi gommoso.

Ora ripeti lo stretching e il piegamento tre volte ogni 30 minuti. L'impasto diventa sempre più elastico; se lo copri puoi vedere che la pasta sta ribollendo. Lascia riposare un'altra ora.

Quindi coprite e lasciate maturare in frigorifero per almeno 12 ore (possono volerci fino a 72 ore). Il risultato sarà un pane soffice e straordinariamente aromatico.

Togliete l'impasto dal frigorifero 2 ore prima di infornare. Posizionare l'impasto su un piano di lavoro infarinato e formare un rettangolo picchiettandolo delicatamente. Allunga i lati corti e piegali al centro, ora arrotolali dal lato corto come un telo da mare. Macinare fino a ottenere una palla soda arrotondando e lasciare riposare per 30 minuti.

Preriscaldare una teglia di ghisa nel forno a fuoco alto / basso a 250 ° C. Quindi macinare nuovamente la pasta in una palla e tagliarla con una lama di rasoio, uno o due tagli oblunghi.

Adagiare la pagnotta su carta da forno e metterla nella teglia preriscaldata. Mettere il coperchio e cuocere per 45 minuti sulla griglia più bassa. Quindi rimuovere il coperchio e infornare per altri 15 minuti (il nostro fornello richiede solo circa 7-10 minuti).

Lasciate raffreddare il pane su una griglia e apritelo al massimo dopo 2 ore. Altrimenti, tutto ciò che devi fare

è pratica, pratica, pratica - il pane è ogni volta diverso, la farina gioca un ruolo (ogni busta del nostro mugnaio è leggermente diversa), la temperatura, l'Acqua e il Lievito madre giocano un ruolo; anche lasciarlo andare o allungarlo e piegarlo.

Con questa ricetta base preparo anche pane forte e sostanzioso. Per fare questo, viene cambiata solo la farina. Farina integrale di segale, farina integrale, farina di farro.

PANE DI PATATE

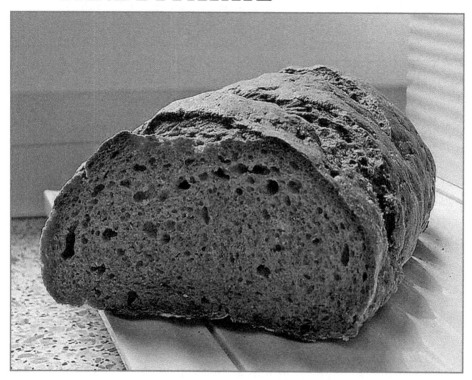

Porzioni: 1

INGREDIENTI

- 300g Patate al cartoccio, sbucciate, raffreddate
- 250 gr Farina (farina di segale integrale)
- 250 gr acqua
- 150 gr Lievito naturale (pasta acida di segale integrale)
- 450 gr Farina liscia
- 2 cucchiai   sale
- ½ cucchiaino Coriandolo, macinato
- 1 cucchiaino semi di cumino
- 1 confezione Lievito (lievito secco) o 1 cubetto di lievito

PREPARAZIONE

Mescolare bene il purè di patate tiepido con la farina integrale, il lievito naturale e l'acqua (per le patate fredde usare solo acqua calda) (consiglio: il modo più semplice è mettere tutti e 4 gli ingredienti nel robot da cucina e lasciarli tritare) e lasciare riposare per una notte in una ciotola più grande.

Aggiungere gli altri ingredienti, impastare fino ad ottenere un impasto (eventualmente aggiungere ancora un po 'd'acqua) e lasciare lievitare per 1 ora coperto in luogo tiepido, impastare ancora brevemente, formare due pagnotte, spennellare con acqua, tagliare in diagonale con un coltello lievitare ancora per mezz'ora.

Infornate per circa 60 minuti a 220 gradi

FILADELFIA

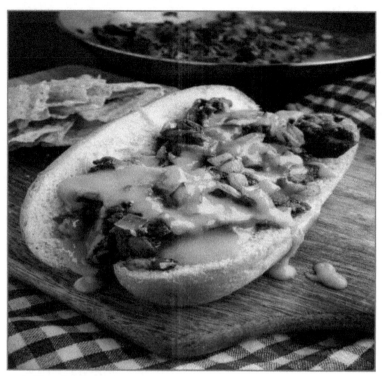

Porzioni: 1

INGREDIENTI

- 200 gr Biscotto (pane russo)
- 75 g   burro
- 250 gr Frutti di bosco, misti, congelati
- 600 gr Crema Di Formaggio (Philadelphia)
- 300g   Yogurt, 0,1% di grassi
- 5 cucchiai   Marmellata (marmellata di frutti di bosco)
- 6 fogli Gelatina, bianca
- 75 g   zucchero

PREPARAZIONE

Tempo totale ca. 3 ore e 30 minuti

Metti il pane russo in un sacchetto per congelatore e sbriciolalo con un mattarello. Sciogliere il burro, mescolare con le briciole e premere in una teglia primaverile unta.

Frulla i frutti di bosco. Mescolare il Philadelphia con lo yogurt e la marmellata di frutti di bosco. Mettere a bagno la gelatina, strizzarla e scaldarla con lo zucchero e la purea di frutta fino a quando non si sarà sciolta. Mescolare velocemente nella panna. Mettete tutto nello stampo e mettete in frigo per 3 ore. Decorare con i frutti di bosco a piacere.

PROSCIUTTO COTTO IN PANE

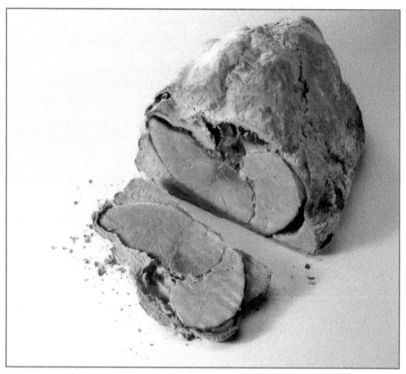

Porzioni: 1

INGREDIENTI

- 1 ½ kg Kasseler (pettine)
- 2 ½ kg Impasto (pasta di pane nero) del fornaio
- sale e pepe
- 1 pizzico (i) di basilico
- 1 pizzico (i) granulato d'aglio o crema all'aglio, possibilmente

PREPARAZIONE

Mescolare sale, pepe, basilico, un pizzico di aglio o altro (a piacere). Strofinare il Kasselerkamm con le spezie miste il giorno prima e conservare in frigorifero.

Stendere la pasta di pane in modo uniforme (1-2 cm di spessore) (non troppo sottile, altrimenti il succo ammorbidirà la pasta). Strofinare di nuovo il prosciutto con il composto di spezie e arrotolarlo nell'impasto. Assicurati che il prosciutto sia completamente coperto e che l'impasto sia chiuso tutt'intorno. Segna leggermente la parte superiore dell'impasto.

Cuocere il tutto su una teglia rivestita di carta da forno (meglio una gratella) sulla griglia centrale a 200 ° C per 4 ore. Tagliare la crosta aperta il più possibile sopra e generosamente in modo da poter tagliare il prosciutto e servire così com'è (non sui lati).

La crosta diventa piuttosto dura durante la cottura, ma un consiglio: l'impasto all'interno è assorbito dal sugo, ha un sapore estremamente delizioso!

PANE DI SEMOLA INTEGRALE

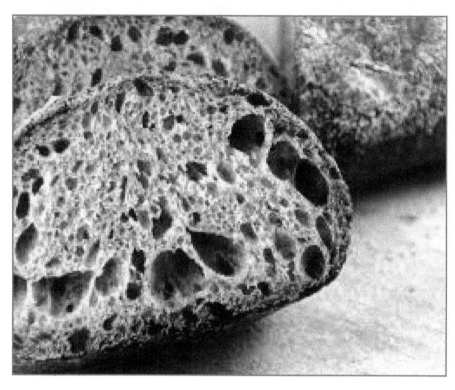

ingredienti

- 300 ml Acqua tiepida
- 1 confezione   Lievito (lievito secco)
- 4 cucchiai   olio d'oliva
- 150 gr Granella di mais
- 350 gr Farina (farina integrale)
- 4 cucchiai   Dragoncello
- 1 cucchiaio   basilico
- ½ cucchiaino sale marino

PREPARAZIONE

Mettete prima il lievito nel recipiente e versateci sopra l'acqua tiepida. Il lievito secco deve prima assorbire il liquido e diventare un po 'più attivo, quindi attendere una buona mezz'ora.

Aggiungere ora gli ingredienti uno dopo l'altro: farina, basilico, dragoncello, olio d'oliva, sale e semola di mais.

Impostare la macchina su pane integrale e 500gr di pane. Questo è stato.

DESSERT DI PANE VEGANO ALLA FRAGOLA

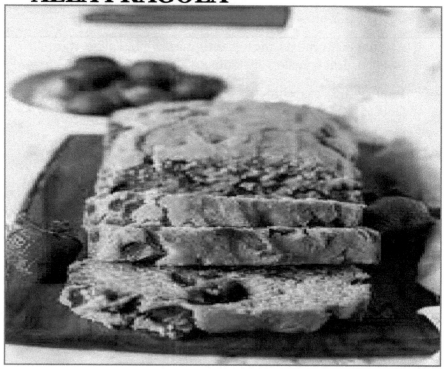

Porzioni: 8

INGREDIENTI

- 450 gr Pane, un giorno di età, tagliato a cubetti
- 230 ml Latte di mandorle (bevanda di mandorle)
- 3 cucchiai   amido alimentare
- 230 ml Latte di cocco
- 120 ml zucchero
- 2 cucchiai   Succo di limone, appena spremuto
- 1 cucchiaio   Estratto di vaniglia, puro
- ½ cucchiaino Polvere di cannella
- 460 gr Fragole, tagliate a fette spesse 1 cm

- Per la glassa:
- 230 gr zucchero a velo
- 1 cucchiaio Latte di mandorle (bevanda di mandorle)
- ½ cucchiaino Estratto di vaniglia, puro
- 1 cucchiaio Olio, (olio di cocco) raffinato, sciolto

PREPARAZIONE

Preriscalda il forno a 180 gradi Celsius. Ungete leggermente una teglia (meglio se quadrata, 20 cm).

Mettete i cubetti di pane in una ciotola capiente. Mescolare il latte di mandorle con l'amido in un'altra ciotola in modo che si sciolga. Mescolare la miscela di amido di latte con il latte di cocco, lo zucchero, il succo di limone, l'estratto di vaniglia e la cannella e versare sul pane. Mescola tutto bene. Il pane dovrebbe essere adeguatamente coperto. Lasciate riposare per 15 minuti in modo che il pane si assorba bene. Incorporate le fragole e mettete il tutto nella teglia quadrata. Stendilo bene, dovrebbe essere relativamente piatto. Cuocere per 30-35 minuti, finché non inizia a diventare marrone chiaro e appare sodo quando viene premuto. Nel frattempo, aggiungi lo zucchero a velo in una ciotola capiente per la glassa. Aggiungere il latte di mandorle, l'estratto di vaniglia e l'olio di cocco e mescolare fino a che liscio. Sfornare lo stampo,

PANE IN POLVERE DA FORNO II

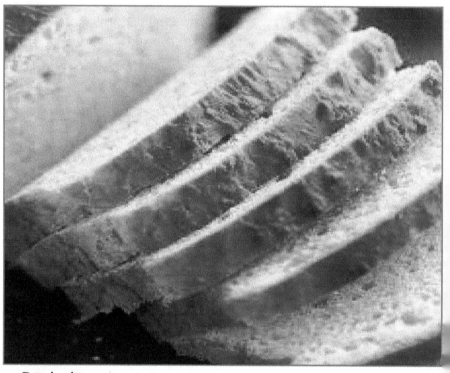

Porzioni: 1

INGREDIENTI

- 200 gr Farro - grano intero, macinato
- 150 gr Segale - grano intero, macinato
- 150 gr Orzo (orzo nudo), macinato
- 1 pizzico (i) di zucchero di canna
- 1 cucchiaino di sale
- 1 busta / n Lievito per dolci (tartaro)
- 2 cucchiaini da tè   Miscela di spezie per pane
  OPPURE

- Cumino, coriandolo, anice + finocchio intero o misto,
- 450 ml Acqua minerale gasata

PREPARAZIONE

Lascia che tutti gli ingredienti secchi si mescolino insieme. Aggiungere circa 450 ml di acqua minerale gassata, a livello basso, è sufficiente, lasciare mescolare bene, 5-8 minuti, questo crea anche una bella mollica.

Versare ca. 750 ml di acqua in una leccarda sotto gli stampi da forno.

Mettere l'impasto in una piccola teglia rivestita con carta da forno o formare una piccola pagnotta, intagliare l'impasto + infornare.

Dato che non vale la pena usare il forno per questo piccolo pane, faccio tre pagnotte contemporaneamente. Cuocere in forno freddo a 160 ° C per ca. 60-70 minuti.

Campione di ago.

PANE DI BERLINO

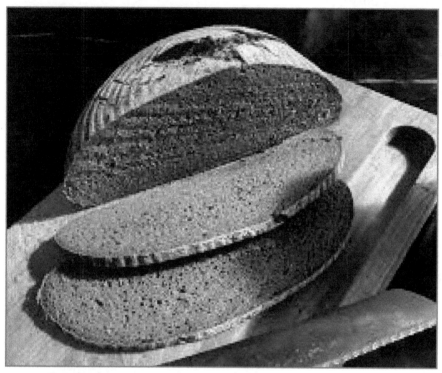

Porzioni: 1

INGREDIENTI

- 500 g Farina
- 500 g zucchero
- 160 gr burro
- 250 gr Mandorle, gherigli interi, con guscio
- 2 cucchiai   cacao
- 2 proteine
- Uova)
- 2 cucchiaini da tè   Polvere di cannella
- ¼ di cucchiaino   Pimento, terra
- 1 confezione   lievito in polvere
- 1 pizzico (i)   sale

- tuorlo d'uovo

PREPARAZIONE

Preriscaldare il forno a 180 ° C (calore superiore / inferiore). Coprite una teglia con carta da forno.

Mescolare lo zucchero, il burro, gli albumi e l'uovo. Mescolare la farina con le spezie, il cacao e il lievito, unire alle mandorle.

Stendete sulla teglia, spennellate con il tuorlo d'uovo, infornate per circa 30 minuti. Tagliate a listarelle calde. Il pane all'inizio è molto duro, dopo pochi giorni diventa morbido e morbido.

PANE DI BERLINO

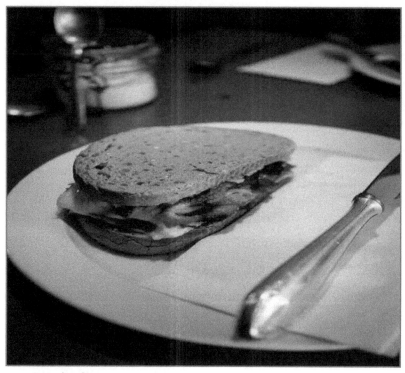

Porzioni: 1

INGREDIENTI

- 250 gr Caramella di roccia (caramella di mollica)
- 150 ml Latte o latte di soia
- 250 gr Farina
- 1 cucchiaino di lievito in polvere
- 125 g   Frutta a guscio, mista
- 1 cucchiaino di cannella
- 1 cucchiaino di chiodi di garofano in polvere
- 1 cucchiaio   Polvere di cacao
- 1 colpo Forse del rum

PREPARAZIONE

Sciogliere lo zucchero filato nel latte a fuoco basso (l'operazione richiede molto tempo). Pesare le noci e tritarne circa la metà, lasciando il resto intero. Quando la caramella di roccia si sarà sciolta nel latte, lasciare raffreddare il composto fino a "tiepido", mescolando di tanto in tanto, perché non deve rapprendersi. Ora impasta tutti gli ingredienti fino a ottenere un impasto liscio (l'impasto sarà abbastanza sodo).

Mettere la pasta nella forma unta (20 x 30 cm) e lisciarla o pressarla con le mani umide. Infornate il pane a 180 ° C per circa mezz'ora, spegnetelo e tagliatelo subito a cubetti. Conservare in una lattina chiusa.

Il pane diventa piuttosto duro, ma ha un sapore delizioso.

PANE DELLE FRITTELLE DI PATATE WESTERWALD

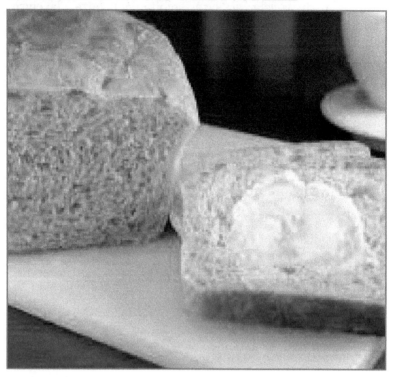

Porzioni: 1

INGREDIENTI

- 400 gr Farina, tipo 550
- 5 m di larghezza   Patata
- Uova)
- 1 cubo lievito
- 1 cucchiaino, colmo   sale
- 130 ml Latte, riscaldato
- 130 ml Acqua, fredda

PREPARAZIONE

Lavate, pelate e grattugiate le patate crude (come per le frittelle di patate). Incorporare il latte caldo, quindi versare l'acqua fredda.

Sbriciolare con il lievito, aggiungere l'uovo, aggiungere 1 cucchiaino di sale e incorporare la farina. Impastare il tutto fino a ottenere un impasto liscio (con le mani o con il robot da cucina). L'impasto deve essere impastato bene in modo che le patate grattugiate siano distribuite uniformemente al suo interno.

Lasciate riposare l'impasto in una ciotola in un luogo caldo per circa 30 minuti.

Impastate ancora brevemente con le mani e riempite in una teglia o in una teglia da plumcake e coprite e lasciate cuocere per circa 1 ora.

Preriscalda il forno a 220 ° C.

Infornare la teglia sulla griglia inferiore per 20 minuti a 220 ° C, quindi riportare la temperatura a 200 ° C e infornare il pane per altri 30 minuti.

Togliere dallo stampo e, se necessario, infornare per altri 10 minuti senza stampo su una gratella, in modo che si formi una bella crosticina dorata tutt'intorno.

TORTA DI PATATE BULBENIK (PANE)

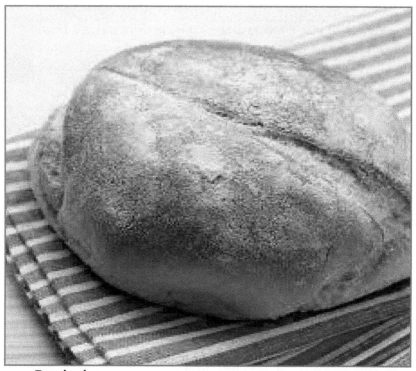

Porzioni: 1

INGREDIENTI

- 1 kg   Patate, crude
- 750 g   Farina
- 10 g di lievito
- 250 ml Acqua, tiepida
- 2 uova)
- 60 ml   Olio, (olio di girasole)
- 1 ½ cucchiaino   sale

PREPARAZIONE

Setacciare la farina in una ciotola. Sciogliere il lievito nell'acqua tiepida e lasciare lievitare in un luogo tiepido per circa 10 minuti. Lavorate insieme alla farina fino a formare una pasta lievitata elastica. Coprite l'impasto finito e lasciate lievitare per circa 30 minuti.

Nel frattempo grattugiate finemente le patate e scolatele al setaccio. Non hanno bisogno di essere strizzati in un panno, basta scolarli. Mescolare con le uova, l'olio e il sale. Aggiungere alla pasta lievitata e impastare. Se necessario, aggiungi ancora un po 'd'acqua. Coprite di nuovo e lasciate riposare per 20 minuti.

Nel frattempo preriscaldare il forno a 180 ° C ventilato. Ungete una teglia (o 2 stampi per crostata). Trascorso il tempo di riposo, stendere la pasta nella forma desiderata e adagiarla sulla teglia / forme per crostate.

Cuocere in forno preriscaldato per circa 1,25 ore.

Si accompagna bene a piatti con molto sugo come ragù, gulasch e affettati carne, poiché assorbe molto bene le salse. Ma ha anche un sapore delizioso semplicemente ricoperto di burro.

PANE MALTESE

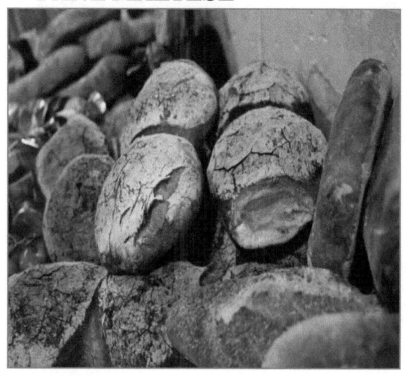

Porzioni: 1

INGREDIENTI

- 600 gr Farina di frumento
- 10 g   sale
- 15 g   zucchero
- 15 g   margarina
- 25 g   lievito
- 345 ml Acqua, tiepida
- 1 cucchiaio   latte

PREPARAZIONE

Mescolare la farina con il sale in una ciotola. Aggiungere gli altri ingredienti e impastare bene il tutto per circa 10 minuti.

Coprite bene la terrina con un panno umido e lasciate lievitare per circa un'ora in un luogo caldo.

Quindi dividere l'impasto in tre pezzi, formare ciascuno una pagnotta piatta e disporla su una teglia. Tagliare le pagnotte, spolverare di farina e lasciar lievitare per altri 15 minuti.

Cuocere il pane in forno preriscaldato a 230 ° C per circa 10 minuti, quindi abbassare a 200 ° C e terminare la cottura in altri 30 minuti circa.

Il metodo del battito può essere utilizzato per determinare se il pane è pronto: se è pronto, suona vuoto.

PANE NOCI E CIOCCOLATO

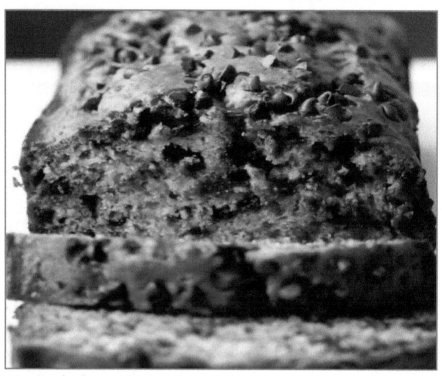

Porzioni: 1

INGREDIENTI

Per la pasta:

- 400 g di farina
- 1 confezione Lievito secco
- 50 g di zucchero
- 1 pizzico (i)   sale
- Uova)
- 125 g di crema di formaggio
- 5 gocce Sapore di mandorla amara

Per il ripieno:

- 50 g   uva passa
- 2 cucchiai   Rum
- 100 grammi   Scaglie di mandorle
- 75 g   Patatine al cioccolato
- 4 cucchiai   salsa all'aramello

Anche:

- Farina con cui lavorare
- tuorlo d'uovo
- 2 cucchiai   crema

PREPARAZIONE

Mescolare la farina con il lievito. Aggiungere lo zucchero, il sale, l'uovo, la panna acida e il sapore di mandorle e mescolare. Lascia riposare l'impasto per 1 ora.

Immergi l'uvetta nel rum. Stendete la pasta su una spianatoia infarinata formando un rettangolo di circa 30 x 40 cm. Mescolare l'uvetta al rum con la salsa di mandorle, cioccolato e caramello. Stendere sulla pasta lasciando un piccolo bordo. Arrotolare dal lato lungo. Dimezza il rotolo nel senso della lunghezza e attorciglia attentamente le due parti l'una nell'altra per formare una corda. Formare una ghirlanda sulla teglia e lasciare riposare per 10 minuti.

Preriscalda il forno a 200 gradi. Mescolare i tuorli con la panna e spennellare l'impasto. Infornate per circa 35 minuti.

IL GRANDE PANE SENZA GLUTINE DI KARIN

Porzioni:

INGREDIENTI

- 2 tazza / n Farina mista (amido di mais, farina di patate, farina di riso)
- 1 tazza Farina d'avena, sostanziosa
- 0,33 tazza di grano saraceno
- 0,33 tazza di semi o noci, misti (girasole, zucca, ecc.)
- 1 cubo Lievito fresco o lievito secco *
- 1 cucchiaio zucchero
- 2 cucchiai Aceto di mele o aceto balsamico
- 2 cucchiaini da tè sale

PREPARAZIONE

Mescolare il lievito con lo zucchero in una tazza di acqua tiepida; Attenzione, più a lungo si moltiplica più è meglio prendere un bicchiere grande e riempirlo solo per metà. Mettere da parte.

Nel frattempo: Mettere la farina, i fiocchi d'avena, il grano saraceno (circa 1 manciata), i semi e le noci (circa 1 manciata) nel robot da cucina e mescolare tutto a secco.

Aggiungete poi il composto di lievito ben lievitato, l'aceto (meglio se balsamico scuro per via del colore) e il sale e amalgamate bene il tutto. Preparate il barattolo di lievito con altra acqua tiepida e aggiungetelo gradualmente fino a formare un impasto morbido. Ora mettici sopra uno strofinaccio (in modo che l'impasto non prenda correnti d'aria) e lascia lievitare per circa 30 minuti.

Mescolate ancora e trasferite in una teglia foderata di carta da forno. Lasciar lievitare ancora per circa 30 minuti.

Infornate FREDDO e infornate a 175 ° C su fuoco alto / basso per circa 1 ora. Prova dello spiedo: se lo spiedino è ancora bagnato quando lo tiri fuori, inforna per altri 10 minuti.

Dopo aver raffreddato (durante la notte), tagliarlo a fette e congelare singolarmente, cosa che non serve subito. Poiché non ci sono additivi nel pane, è altamente deperibile.

Toglilo dal congelatore 5 minuti prima di mangiarlo, lascialo scongelare a temperatura ambiente, poi sarà fresco.

Personalmente, ha un sapore molto migliore del pane senza glutine acquistato, ti mantiene pieno più a lungo, è senza additivi e molto più economico.

Quando si utilizza il lievito biologico, assicurarsi che sia etichettato come "senza glutine". Questo non è il caso di tutti i lieviti biologici.

RICETTA PER PREPARARE LA LASCIA

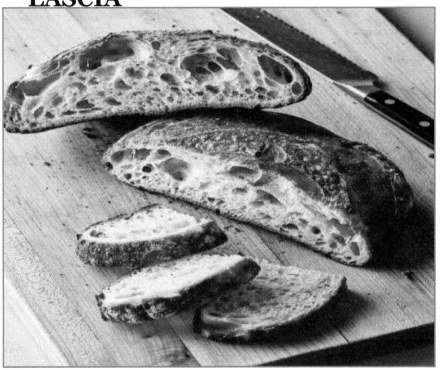

Porzioni:

INGREDIENTI

- 600 gr Segale, finemente macinata (farina di segale integrale)
- 1.250 ml di acqua
- 3 cucchiai   Latticello, tiepido o latte

PREPARAZIONE

Il primo giorno, macinare 200 g di segale in farina di segale integrale fine, mescolare accuratamente con 250 ml di acqua tiepida e il latticello (latte) e porre coperto in una grande ciotola in un luogo caldo a circa 24 gradi.

Dopo 24 ore, aggiungere 100 g di segale fresca e finemente macinata e 250 ml di acqua, mescolare bene e tenere in caldo.

Ripeti l'intero processo altre 3 volte. Scoprirai che bellissime bolle d'aria si formano dopo un solo giorno. Dopo soli due giorni, la pasta madre inizia ad avere un odore gradevolmente aspro.

Con questa ricetta puoi cuocere meravigliosi pani a lievitazione naturale. Puoi tenere la pasta madre sigillata in frigorifero per 6-8 settimane.

ROTOLI DI FARRO VELOCI DALLA PADELLA

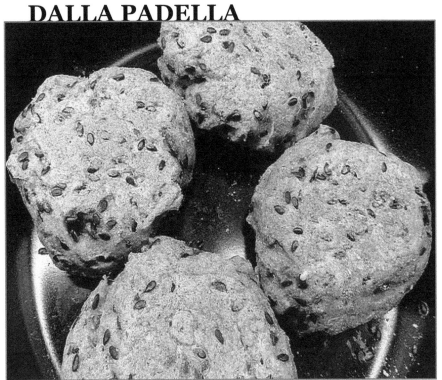

Porzioni: 1

INGREDIENTI

- 150 gr Farro, appena macinato
- 50 g   Farina di grano tenero, 550s
- 2 cucchiai   polenta
- 1 cucchiaio   Olio extravergine d'oliva
- ½ cucchiaino sale
- 15 g   lievito in polvere
- 2 cucchiai   Cereali, misti (semi di lino, girasole, zucca, semi di papavero)
- 120 ml acqua

PREPARAZIONE

Impastare tutti gli ingredienti fino a formare un impasto e formare 4 piccoli rotoli e appiattirli un po '. Scaldare una padella rivestita a fuoco medio, mettere le focacce nella padella e cuocere / friggere su ogni lato per circa 12 minuti a fiamma più bassa con il coperchio chiuso, fino a quando non saranno diventate di colore marrone chiaro.

Cucino con una stufa a gas, quindi non posso fornire alcuna informazione su qualsiasi altra fonte di calore

MÜNSTERLÄNDER
AGRICOLTORE MARES

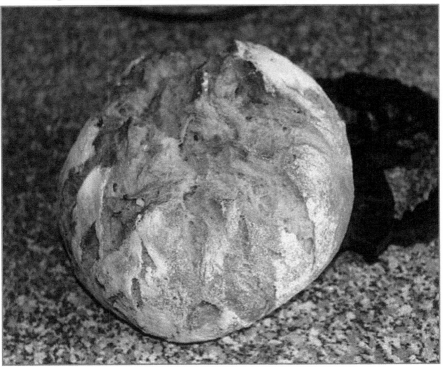

Porzioni:

INGREDIENTI

Per il pre-impasto:

- 200 gr Farina di segale integrale
- 2 g di lievito
- 300 ml acqua tiepida
- Per l'impasto principale:
- 950 g   Farina di grano tenero tipo 550
- 350 gr Burro di latte
- 50 g   burro
- ½ cubo   lievito

- 2 cucchiai.   sale
- Farina per il piano di lavoro

PREPARAZIONE

La sera prima, per il pre-pastella di segale, sciogliere il lievito in acqua e incorporare la farina di segale. Lasciar riposare a temperatura ambiente.

Il giorno della cottura, impastare bene il pre-impasto di segale con gli altri ingredienti. Formare un rettangolo con le mani o schiacciarlo e ripiegare sopra l'impasto dai lati destro e sinistro, girare un po 'e piegare di nuovo.

Lasciar lievitare per 45 minuti. Infarinare uno strofinaccio da cucina e metterlo in una casseruola o un colino. Tagliare a metà l'impasto, posizionarlo sul piano di lavoro e guardare in tondo su tutti i lati per formare una palla. Metti l'impasto nella ciotola o nello scolapasta, con il lato liscio rivolto verso l'alto. Lasciar lievitare per 1,5 ore

Preriscaldare la stufa elettrica a 250 °, riempire la leccarda con acqua sul fondo. Posizionare le due palline di pane sulla teglia infarinata con il lato irregolare rivolto verso l'alto. Infornate per 10 minuti a 250 °, poi per altri 40 minuti a 190 °.

Nota: se deve essere fatto velocemente, per il pre-impasto sono sufficienti 3-4 ore di riposo.

YOGURT CIABATTA

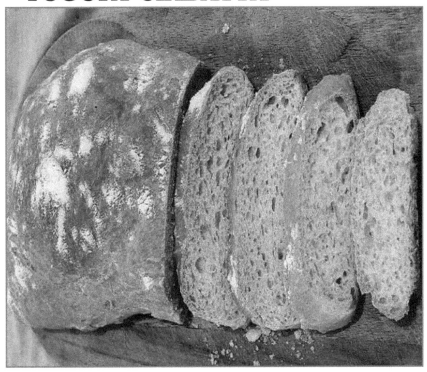

Porzioni: 1

INGREDIENTI

- 130 g   Yogurt (yogurt da bere)
- 2 cucchiaini da tè   Zucchero, più fine
- 1 cucchiaino, livellato sale
- 10 g   Lievito secco
- 190 g Farina di grano tenero tipo 405
- 3 cucchiai di olio extravergine di oliva
- n. B. Farina per spolverare
- n. B. Grasso per la latta

PREPARAZIONE

Scaldare lo yogurt pesato a 30 ° C. Sciogliere lo zucchero, il sale e il lievito. Lascia che il lievito si attivi per 10 minuti.

Pesare la farina in una terrina e lavorarla con il lievito fino ad ottenere un impasto friabile. Quindi impastare in 2 cucchiai di olio d'oliva e impastare per almeno 12 minuti fino a formare un impasto liscio e lucido. Formate una tipica scarpetta, adagiatela su una teglia unta, spennellate con il resto dell'olio d'oliva e spolverizzate con un po 'di farina e lasciate lievitare coperta per ca. 8 ore a ca. 30 ° C.

Preriscaldare il forno (con una piastra sulla guida più bassa, riempita di acqua calda) a 200 ° C di calore alto / basso.

Cuocere la ciabatta sulla griglia centrale a fuoco inferiore per 35 minuti fino a quando non diventa marrone chiaro. Dopo 10 minuti, abbassare la fiamma a 180 ° C.

Consumare la ciabatta in 1 - 3 giorni.

Nota: Ciabatta è un termine che inizialmente si riferisce alla forma e in dialetto si riferisce a una pantofola consumata, un pino mugo. Tipico di un impasto per ciabatta è il lungo tempo di cottura fino a 12 ore (a seconda della temperatura), che ha in comune con la baguette. La struttura del pane a pori larghi è un'altra caratteristica e richiede una farina con un alto contenuto di glutine. Lo zucchero fa sì che il lievito trovi abbastanza cibo da consentire la comparsa dei pori. Fermenta completamente dopo 8 ore. Il lungo tempo di cottura conferisce alla ciabatta un tipico sapore un po 'aspro che una ciabatta turbo non ha.

IMPASTO DI PANE ACIDO

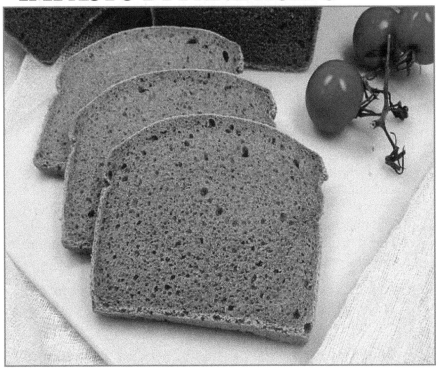

Porzioni: 1

INGREDIENTI

- 200 gr Farina di segale
- 1 tazza Lievito naturale, chiedi al fornaio
- 2 tazza Acqua, tiepida
- 1.000 g   Farina di frumento o farina integrale
- 1 ½ cucchiaio di sale
- 700 ml Acqua, l
- 10 g di burro

PREPARAZIONE

Il giorno prima:

Mescolare 200 g di farina di segale con 2 tazze d'acqua e il lievito madre e lasciare riposare in un luogo caldo per una notte.

Il giorno della preparazione:

Rimuovere 1 tazza di pasta madre e rimetterla in frigorifero per la prossima cottura (può essere conservata per diverse settimane).

Spennellate due stampini da pane da 1 kg con il burro.

Aggiungere 1000 g di farina al lievito madre e mescolare 1,5 cucchiai di sale con la farina. Aggiungere 700 ml di acqua e impastare bene il tutto. L'impasto può essere fatto a mano o con una macchina e dovrebbe richiedere 3-5 minuti in modo che il pane si sciolga. Stendere la pasta sugli stampini. Lisciare con un po 'd'acqua, questo crea una bella crosta.

Lasciate lievitare in forno a 55 ° C per circa 1-1,25 ore. Può anche richiedere più tempo. L'impasto dovrebbe raggiungere la sommità.

Quindi infornare a 160 ° C - 165 ° C per 1 ora. Basta alzare il forno.

Spennellare la crosta superiore del pane finito con acqua per dare lucentezza al pane. Rimuovere immediatamente il pane dallo stampo dopo la cottura. Eventualmente allentare leggermente il bordo con un pallet.

IL MIO CIABATTA

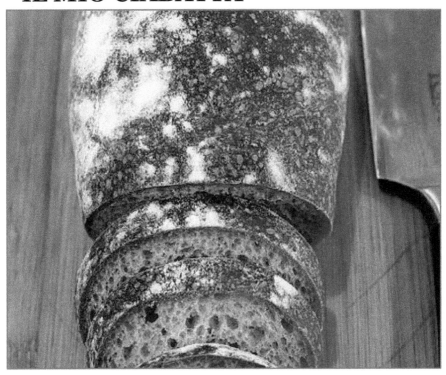

Porzioni: 1

INGREDIENTI

- 190 g   Farina di grano tenero tipo 405 o farina di ciabatta
- 120 gr Birra (pilsner o lager)
- 2 cucchiaini da tè   zucchero
- 1 cucchiaino, livellato Sale o brodo di pollo (Kraft bouillon)
- 2 cucchiai   olio d'oliva
- 10 g   Lievito secco
- n. B.   Farina per spolverare

PREPARAZIONE

Riscalda la birra a 30 gradi. Sciogliete lo zucchero, il sale e il lievito. Lascia che il lievito si attivi per 10 minuti. Pesare la farina in una terrina e lavorarla con il lievito fino ad ottenere un impasto friabile. Quindi impastare nell'olio d'oliva e impastare per almeno 12 minuti fino a formare un impasto liscio e lucido. Formate una tipica scarpetta, adagiatela su una teglia unta, cospargetela con un po 'di farina e copritela per circa 8 ore a circa 30 gradi.

Preriscaldare il forno con una placca piena di acqua calda (sul livello più basso) a 200 gradi e cuocere la ciabatta a livello medio con calore inferiore per 35 minuti fino a quando non diventa marrone chiaro. Consumare la ciabatta in 1 - 3 giorni.

Annotazione:

Ciabatta è un termine che inizialmente si riferisce alla forma e in dialetto si riferisce a una pantofola consumata, un pino mugo. Tipico di un impasto per ciabatta è il lungo tempo di cottura fino a 12 ore (a seconda della temperatura) che ha in comune con la baguette. La struttura del pane a pori larghi è un'altra caratteristica e richiede una farina con un alto contenuto di glutine. Lo zucchero fa sì che il lievito trovi abbastanza cibo da consentire la comparsa dei pori. Fermenta completamente dopo 8 ore. Il lungo tempo di cottura conferisce alla ciabatta un tipico sapore leggermente aspro che una turbo kiabatta non ha.

PANE DI PAESE DI WUPPERTAL

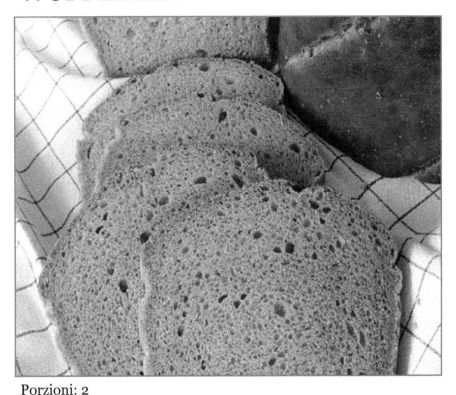

Porzioni: 2

ingredienti

- 500 g Farina di grano tenero tipo 405
- 100 grammi Farina di segale tipo 1150
- 100 grammi Farina di farro
- 20 g Malto da forno
- 1 cubo lievito
- 1 cucchiaio zucchero
- Qualcosa di acqua
- 1 cucchiaino di sale
- 1 cucchiaino Miscela di spezie per pane

- Farina per il piano di lavoro

Per il lievito naturale:

- 400 gr Farina di segale tipo 1150
- 400 gr Acqua, 35 ° C

PREPARAZIONE

Per la preparazione del lievito naturale:

Prepara tutto a temperatura ambiente. La temperatura dell'acqua dovrebbe essere di 35 ° C.

Mescolate 100 g di acqua con 100 g di farina di segale e lasciate riposare per un'intera giornata.

Aggiungere nuovamente 100 g di acqua e 100 g di farina di segale, mescolare e lasciare riposare fino al giorno successivo.

Il quarto giorno aggiungere 200 g di acqua e 200 g di farina di segale.

Ora abbiamo 800 g di lievito naturale. Versare 100 g di questo in un bicchierino chiuso. Questo manterrà in frigorifero per una settimana o più.

Al momento della propagazione della pasta madre, il giorno prima dell'uso è necessario aggiungere 100 g di acqua (35 ° C) e 350 g di farina di segale.

Per il pane:

Mettere i restanti 700 g di lievito naturale in una ciotola. Mescolare la farina di frumento con il resto della farina di segale, la farina di farro e il malto da forno e versare sulla pasta madre nella ciotola. Con un cucchiaio fate due cavità nella farina. In una vasca mettere il lievito sbriciolato, lo zucchero e un po 'd'acqua, nell'altra il sale e le spezie. Quindi lasciate riposare per 5 - 10 minuti fino a quando il lievito non si sarà sciolto.

Ora mescola tutto con il gancio per impastare. L'impasto deve essere abbastanza duro e compatto. Aggiungere un po 'di farina o acqua secondo necessità. Quindi cospargere generosamente di farina il piano di lavoro. Togliere l'impasto dal boccale, impastare bene con i palmi delle mani per 5 minuti, dividere e impastare ogni metà di nuovo per almeno 3 minuti. L'impasto non deve essere appiccicoso, deve essere facile da togliere dalle mani. Considero questi punti particolarmente importanti perché è qui che la colla si scioglie dalla farina.

Puoi cuocerlo come una scatola di pane in una teglia con carta da forno, o come una pagnotta. Per fare questo, si formano una o due palline.

Quindi lasciate lievitare in forno a circa 40 ° C per 30-45 minuti fino a quando l'impasto non sarà ben lievitato. Non lasciarlo andare troppo a lungo, la variante rilasciata in particolare diventa rapidamente piatta e larga.

Sfornare brevemente il pane, coprirlo con un canovaccio e nel frattempo preriscaldare il forno a 200 ° C. Raggiunta la temperatura versare nella leccarda 500 ml di acqua. Questo quindi inizia ad evaporare e assicura che la crosta non diventi troppo dura.

Il tempo di cottura è di circa 40-50 minuti.

Quando si raffredda, mettere un po 'di pane su, ad esempio su bacchette o simili, in modo che ottengano un po' d'aria dal basso.

Variazioni:

Pane con cipolla o prosciutto: friggere e impastare le cipolle o il prosciutto.

Pane ai cereali: anche i semi di lino o simili si adattano bene all'impasto.

Un po 'più di zucchero: questo non rende dolce il pane, lievita un po' meglio. Provalo e basta.

Non dividere l'impasto, solo un grosso pezzo di pane: funzionerà sicuramente, il tempo di cottura potrebbe variare leggermente.

Proporzione più alta di segale: sarebbe auspicabile, ma la conclusione è che non funziona altrettanto bene con la farina di segale nel forno di casa come in una panetteria, perché i forni hanno la capacità di iniettare vapore. La percentuale piuttosto elevata di grano garantisce quindi un buon successo.

Farina macinata grossolanamente, farina integrale o simili: non ho avuto buone esperienze con questo, non si apre bene e non cuoce bene. Utilizzatela quindi come additivo, es. B. al posto della farina di farro.

Attendo con ansia altri suggerimenti ed esperienze con i cambiamenti. Puoi anche lasciarlo andare due volte, cambiare il tempo di camminata o la temperatura o qualcosa di simile. Sei il benvenuto a provarlo.

PANE INTEGRALE DI SEGALE CON IMPASTO LATTE

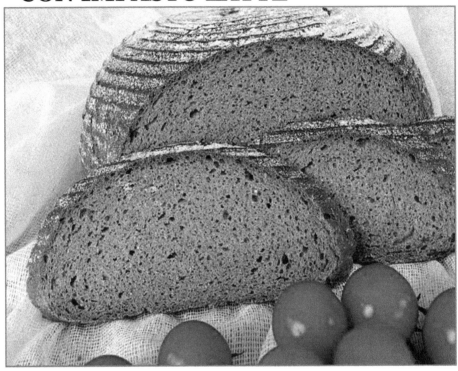

Porzioni: 1

INGREDIENTI

Per il lievito naturale:

- 250 gr Acqua, molto calda
- 250 gr Farina di segale integrale
- Per l'impasto principale:
- 300g lievito naturale
- 300g Farina di segale integrale
- 300g Farina integrale
- 260 gr Acqua, molto calda
- 10 g lievito

- 2 cucchiaini da tè   sale

Anche:

- n. B. Farina integrale
- n. B. Olio di girasole
- n. B. Acqua, molto calda

PREPARAZIONE

Per il lievito naturale, mescolare 50 g di acqua molto calda e 50 g di farina integrale di segale biologica in una ciotola per 5 giorni e lasciare riposare coperto in cucina a una temperatura ambiente di circa 20 ° C.

Dopo alcuni giorni, si formano delle bolle e la pasta acida ha un odore aspro, forse di aceto di mele, birra o simili. Il sesto giorno togliete i 300 g di lievito madre necessari e proseguite con il resto per tutto il tempo che volete cuocere il pane. Se si va in vacanza, ad esempio, l'impasto può essere conservato temporaneamente anche in frigorifero.

Per il pane, mescolare entrambi i tipi di farina con il sale.

Mescolare 300 g di lievito naturale con 260 g di acqua molto calda in una ciotola.

Per prima cosa mescolare la farina e il lievito madre usando uno sbattitore a mano con un gancio per impastare. Quindi continuare ad impastare a mano fino a formare un impasto liscio e magari leggermente appiccicoso.

Mettete l'impasto in una ciotola in un forno preriscaldato a 50 ° C di calore alto / basso (poi spento) per 1 ora per riscaldare.

Sciogliere il lievito in poca acqua tiepida. Ora lavorare nella pasta calda e impastare una pasta liscia leggermente appiccicosa con un po 'più di farina di grano integrale.

Coprite l'impasto e fatelo riposare in forno per 1,5 ore.

Sfornare l'impasto, disporlo su una teglia unta d'olio e incidere.

Preriscaldare il forno a 250 ° C di calore superiore / inferiore.

Versare il pane e versare una tazza d'acqua nel forno (non sul pane). La foschia risultante mantiene la superficie del pane morbida per un po '.

Infornare ora come segue: 10 min a 250 ° C, poi 15 min a 200 ° C e infine 35 min a 160 ° C.

Il pane ora dovrebbe suonare vuoto quando si bussa sul fondo del pane. Se è disponibile un termometro, usalo e impostalo su una temperatura interna di 96 ° C.

Uso farina biologica.

CIABATTA

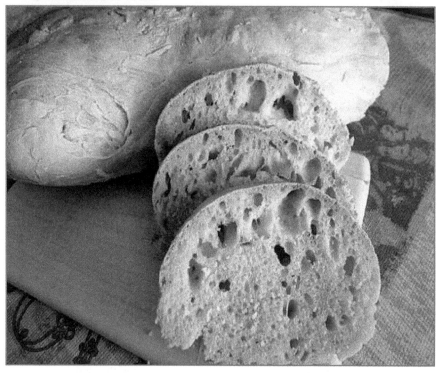

Porzioni: 1

INGREDIENTI

- 1 ½ kg Farina
- 180 ml Latte o latte di soia
- 20 g di miele o zucchero
- 50 g di lievito
- 1,2 litri di acqua
- 30 ml   Olio d'oliva o olio neutro
- 25 g di sale

PREPARAZIONE

Se fate la ricetta completa, avrete bisogno di una ciotola capiente o, come abbiamo fatto in cucina, di un secchio da 10 litri pulito, perché il lievito aumenterà.

Mettere prima 450 ml di acqua, latte, miele, 25 g di lievito e 450 g di farina nel secchio o ciotola per il preimpasto. Tutto questo è mescolato con una grande frusta, non importa se ci sono alcuni grumi, il lievito romperà i grumi mentre si cammina. Coprite quindi il pre-impasto con pellicola e lasciate lievitare per circa 1 ora fino a quando l'impasto non sarà grosso modo raddoppiato.

Quando l'impasto sarà lievitato unire gli altri ingredienti e mescolare il tutto con un cucchiaio di legno, coprire di nuovo e lasciare lievitare per ca. 1,5 ore.

Nel frattempo, preriscaldare il forno a ca. Scaldare a 200 ° C sopra / sotto e cospargere bene 2 teglie con farina. Distribuire l'impasto finito sulle teglie e modellare ciascuna in ca. 3 piccole pagnotte oblunghe. Cospargere con un po 'di farina e cuocere in forno preriscaldato per circa 15-20 minuti fino a quando non diventa leggermente marrone.

PANE INTEGRALE

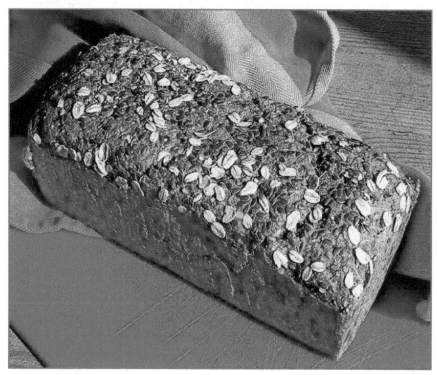

Porzioni: 1

INGREDIENTI

- 750 g Farina (farina), preferibilmente farina di 5 cereali
- 1 litro Burro di latte
- 500 g Farina integrale
- 250 gr Semi misti, ad esempio semi di girasole, semi di zucca, semi di lino, semi di sesamo.
- 4 cucchiaini sale
- 200 gr Sciroppo di barbabietola
- 2 dadi lievito
- 150 ml Acqua, tiepida
- Margarina, per lo stampo

- Farina d'avena, per la forma

PREPARAZIONE

Mettete la farina e il latticello insieme ai semi in una ciotola e lasciate in ammollo per circa 1 ora.

Sciogliere il lievito in acqua tiepida e aggiungerlo alla farina insieme a tutti gli altri ingredienti. Mescolare bene con il gancio per impastare.

Ungete 2 stampini da pane (lunghi 30 cm) e cospargeteli di fiocchi d'avena. Dividete l'impasto su entrambe le forme e spolverizzate con fiocchi d'avena. Infornare a 180 ° C su fuoco alto / basso per ca. 70 minuti.

Il pane può essere congelato molto facilmente.

PANE DI FARRO INTEGRALE DELL'ALTO ADIGE

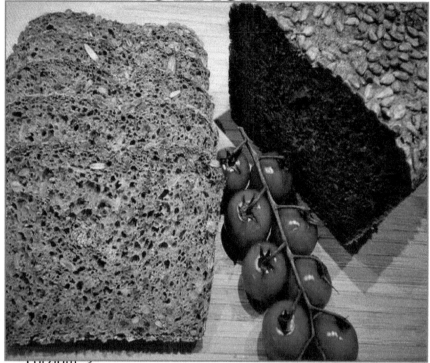

Porzioni: 2

INGREDIENTI

- 350 ml acqua
- 2 cucchiai   miele
- 2 pz.   Lievito secco
- 400 gr Farina di farro, (farina di farro integrale)
- 100 g farina di frumento, (farina integrale)
- 5 g di semi di finocchio
- 2 g di semi di cumino
- 15 g   sale
- 100 grammi   Semi di girasole e fiocchi d'avena o semi a tua scelta

PREPARAZIONE

Per il pane di farro a tutto pasto, scaldare l'acqua con il miele e mescolare con il lievito. Aggiungere gli ingredienti rimanenti alla miscela di acqua e impastare fino a ottenere un impasto. Coprite con un canovaccio e lasciate lievitare a ca. 35 gradi (circa 30 minuti).

Impastare nuovamente la pasta, tagliarla a metà e formare delle pagnotte di pane. Spennellate con acqua tiepida e cospargete sopra dei semi di girasole e dei fiocchi d'avena. Lasciar lievitare di nuovo (circa 30 minuti). Infornate in forno preriscaldato a 200 ° per circa 30 minuti.

Mancia:

Si possono formare anche piccoli rotolini di pasta di farro integrale. Possono essere utilizzati anche altri tipi di farina o noccioli.

MACINAZIONE DI PANE E ROTOLI

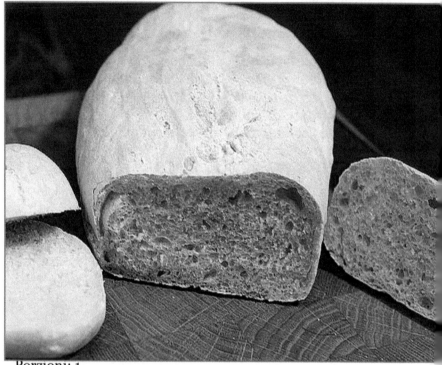

Porzioni: 1

INGREDIENTI

- 500 g Farina (es. Tipo 550)
- 300 ml Acqua, tiepida
- 9 g di sale
- 30 g di lievito

PREPARAZIONE

Sbriciolare il lievito a pezzetti e metterlo in una ciotola, aggiungere sale, acqua e farina. Mescolare il tutto e impastare fino a ottenere un impasto elastico.

Coprite e lasciate riposare in un luogo caldo (circa 25 gradi) per 30 minuti.

Lavorate di nuovo brevemente l'impasto con le palle delle vostre mani su un piano di lavoro cosparso di farina. Dividete l'impasto a metà e tagliate una sezione in quattro pezzettini usando il cartoncino.

Ora "macina" pane e panini, cioè modellali. Per fare questo, stendere con le mani le quattro palline di pasta con un movimento circolare sul piano di lavoro fino a creare tensione sulla superficie, mentre il movimento rotatorio crea una sorta di spirale sul lato inferiore.

Ora modellare la seconda grande metà dell'impasto in un pane e disporlo con la superficie tesa rivolta verso il basso in un cestello da lievitazione o in una teglia e coprire di nuovo in un luogo caldo per 30 minuti.

Dopo mezz'ora, girare la pasta di pane su una teglia e tagliarla a rotoli.

Preriscaldate il forno a 220 ° e poi infornate i panini per circa 20 minuti e il pane per circa 30 minuti a 200 ° C sopra / sotto fino a doratura.

Quindi coprite con un canovaccio e lasciate evaporare su una griglia.

Buon appetito!

PANE DI CIPOLLA, FORMAGGIO E PROSCIUTTO

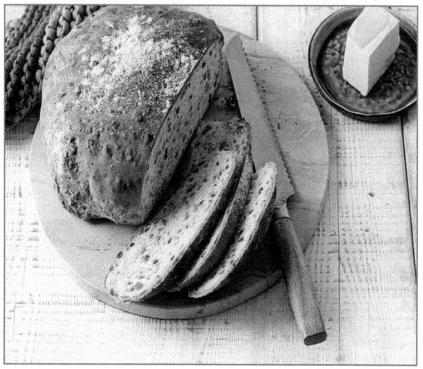

Porzioni: 1

INGREDIENTI

- 500 g   Farina
- 20 g di lievito
- 1 cucchiaino di sale
- 0,35 litri Acqua minerale
- 100 grammi   Formaggio, piccante, grattugiato
- 100 grammi   cubetti di prosciutto
- 50 g   cipolle arrostite

PREPARAZIONE

Preriscaldare il forno a 100 ° C di calore superiore / inferiore.

Metti la farina in una ciotola.

Sbriciolare il lievito fresco in una tazza e aggiungere il sale. Mescolare fino a quando il lievito è diventato liquido (il lievito reagisce al sale - non è necessario aggiungere acqua). Aggiungere alla farina con l'acqua minerale a temperatura ambiente e il formaggio grattugiato, i cubetti di prosciutto e le cipolle fritte. Impastare tutti gli ingredienti in una pasta lievitata fino a quando non si stacca dal bordo della ciotola, aggiungendo un po 'di farina o acqua minerale se necessario. Coprite ora la terrina con un canovaccio e lasciate lievitare l'impasto nel forno caldo per circa 10 minuti. Quindi estrarre la ciotola e scaldare il forno a 200 ° C.

Formare la pasta in una pagnotta rotonda su una superficie infarinata e disporla su una teglia preparata. Mettere nel forno caldo (griglia centrale) e cuocere per 50 minuti. Quindi fai il knock test e lascia raffreddare su una griglia.

Suggerimento: il pane può essere cotto anche in una teglia.

PANE SEMPLICE

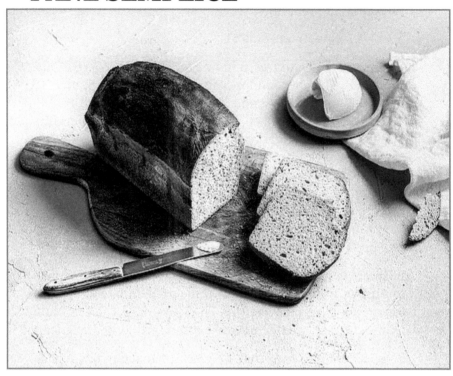

Porzioni: 1

INGREDIENTI

- 500 g Farina (anche metà integrale, metà bianca)
- 350 ml acqua
- 1 confezione Lievito secco
- 1 cucchiaio zucchero
- 1 cucchiaino sale
- 2 cucchiai olio
- Grasso per la forma

PREPARAZIONE

Impastare insieme tutti gli ingredienti e coprire e lasciare lievitare a doppia dimensione. Poi impastate di nuovo bene e mettete in una teglia unta (ci spolvero anche il pangrattato). Lasciar lievitare per altri 20 minuti.

Spazzola la parte superiore con acqua. Quindi cuocere nel forno preriscaldato per ca. 40-50 minuti a 220 ° C di calore superiore / inferiore.

PANE DEL PESTO CON BASILICO

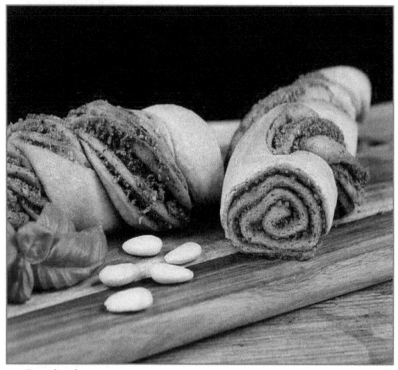

Porzioni: 1

INGREDIENTI

Per la pasta:

- 250 gr Farina
- 1 cucchiaino   sale
- 2 cucchiaini da tè   Lievito secco
- 160 ml Acqua, tiepida

Per il pesto:

- 1 mazzo   Basilico, foglie strappate, ca. 20 g

- 75 g   Frutta a guscio o semi, ad esempio mandorle, pinoli
- ¼ di cucchiaino   Pepe
- ½ cucchiaino sale
- 2 cucchiai   acqua
- 60 ml olio d'oliva

PREPARAZIONE

Per il pane, mettere la farina in una ciotola e aggiungere il sale da una parte e il lievito secco dall'altra e mescolare delicatamente. Versare l'acqua tiepida e impastare con il gancio per impastare per circa 5 minuti fino a formare un impasto liscio. Coprite la terrina con l'impasto e lasciate lievitare per almeno 1 ora fino a quando l'impasto non avrà raddoppiato di volume.

Per il pesto, frullare tutti gli ingredienti tranne l'olio d'oliva in una planetaria o con un frullatore a immersione. Lascia fluire l'olio con il motore acceso e frulla tutto finemente.

Stendere la pasta sul piano di lavoro infarinato fino a formare una pasta di ca. Rettangolo 45 x 30 cm. Quindi spalmare uniformemente con il pesto, lasciando un piccolo bordo libero. Quindi arrotolalo dal lato lungo. Usando un coltello affilato, taglia il mattarello a metà su entrambi i lati fino al centro. Attorcigliare i fili di pasta e adagiare il pane su una teglia rivestita di carta da forno.

Preriscaldare il forno a 190 ° C di calore superiore e inferiore. Spennellate il pane con un po 'd'acqua e infornate sulla griglia centrale del forno preriscaldato per circa 25 minuti. Estrarre e lasciare raffreddare leggermente.

PANE A BASSO CARBURANTE AI SEMI DI GIRASOLE

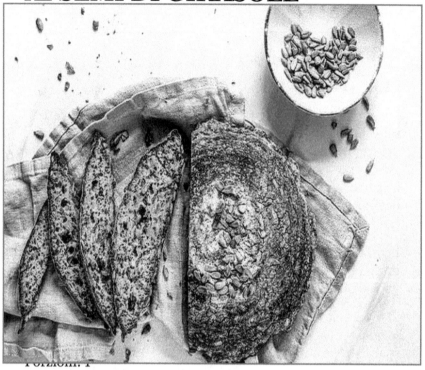

Porzioni: 1

INGREDIENTI

- 50 g di semi di girasole
- 50 g di semi di lino, schiacciati
- 50 g di crusca di frumento
- 50 g di proteine in polvere, neutre (ad es. Disponibili in farmacia)
- 2 uova, taglia M.
- 250 gr quark a basso contenuto di grassi
- 1 cucchiaino, colmo   lievito in polvere
- 1 cucchiaino di sale

PREPARAZIONE

Preriscalda il forno a 200 ° C.

Mescolare gli ingredienti secchi, aggiungere il quark e le uova e lavorare un impasto. Lasciate riposare l'impasto per 10 minuti. I semi di lino si gonfieranno e l'impasto sarà un po 'più sodo.

Formare una pagnotta e infornare per circa 40 minuti. Uso solo carta da forno su una gratella.

Se vuoi, puoi tagliare il pane con un coltello prima di infornarlo, un po 'più in profondità, di circa 1 cm, e spolverare con semi di girasole e se necessario premerli un po'. Ma è solo per l'aspetto.

La cosa davvero geniale della ricetta è che funziona sempre ed è molto versatile. Al posto dei semi di girasole puoi usare anche semi di zucca, noci tritate, semi di sesamo, un mix di semi di lattuga, ecc. L'ho persino cotto con 25 g di pinoli e 25 g di pomodori secchi tagliati a listarelle. In effetti, è possibile utilizzare quasi tutti i tipi di semi o noci a basso contenuto di carboidrati.

PANE INDIANO NAAN

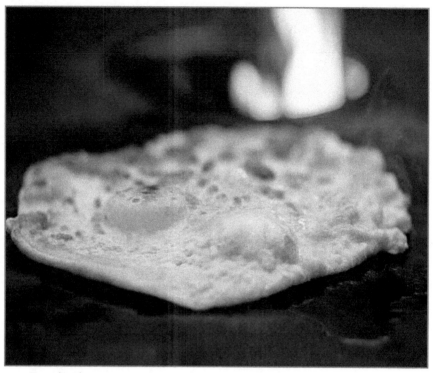

Porzioni: 1

INGREDIENTI

- 500 g   Farina
- 150 ml Latte, tiepido
- 2 ½ cucchiai di zucchero
- 2 cucchiaini da tè   Lievito secco
- 1 cucchiaino di lievito in polvere
- 2 cucchiai   Olio vegetale
- 150 ml Yogurt intero di latte, leggermente montato
- 1 grande   Uova (e), facilmente sbattute
- sale
- farina per rotolare

PREPARAZIONE

Versare il latte in una ciotola, incorporare 0,5 cucchiai di zucchero e il lievito. Lasciate riposare in un luogo caldo per circa 20 minuti finché il lievito non si sarà sciolto e il composto diventerà spumoso.

Mettere la farina in una ciotola capiente, mescolare con 1/2 cucchiaino di sale e il lievito. Aggiungere 2 cucchiai di zucchero, il latte con il lievito sciolto, 2 cucchiai di olio vegetale, lo yogurt leggermente sbattuto e l'uovo leggermente sbattuto. Impastate il tutto per 10 minuti buoni fino ad ottenere un impasto liscio e duttile. Mettere 1/4 cucchiaino di olio in una ciotola e arrotolarvi la palla di pasta. Coprite la terrina con pellicola e lasciate lievitare per 1 ora in un luogo caldo in modo che si raddoppi.

Impastate nuovamente la pasta, dividetela in 6 palline di uguali dimensioni e coprite con un canovaccio.

Stendete la prima pallina finemente con un po 'di farina, a forma di goccia o tonda.

Accendi la fiamma grande del forno a gas alla massima potenza e lascia che una teglia per crepes o un'altra padella grande rivestita si scaldi molto (puoi farlo anche senza grasso). Solo quando la padella è molto calda (io uso una piadina italiana) aggiungete la piadina. Friggere da un lato finché non bolle. Quindi giralo brevemente (fai attenzione, il naan può bruciare facilmente ora!) E rosola brevemente l'altro lato.

Servire caldo! Ottimo con qualsiasi tipo di curry o con piatti a base di salsa.

Le palline finite possono anche essere avvolte nella pellicola trasparente e congelate molto bene. Lasciar scongelare di nuovo per ca. 1 ora. Allento la pellicola e metto le palline sulla stufa.

DELIZIOSO PANE AL BURRO, FARRO E FARINA DI FRUMENTO

Porzioni: 4

INGREDIENTI

- 250 gr Burro di latte
- 250 gr acqua
- 250 gr Farina di farro (tipo 630)
- 300g   Farina di grano tenero tipo 405
- 100 grammi   fiocchi d'avena
- 4 cucchiaini   lievito naturale
- 1 cucchiaio   sale
- 2 cucchiaini da tè   Zucchero,   possibilmente marrone
- 1 confezione   Lievito secco

PREPARAZIONE

Per prima cosa si aggiungono nella macchina per il pane e si impastano bene il latticello e l'acqua, la farina e tutti gli altri ingredienti. Dopo aver impastato di nuovo, la pasta viene messa in un cestino del pane, se è troppo morbida, puoi impastare un po 'più di farina. Là lo lascio andare di nuovo per circa 15 minuti.

Ho infornato il pane a circa 250 ° C per circa 10 minuti, poi la temperatura si è abbassata a 180 ° C e il pane rimane in forno per circa 20 minuti. Per ottenere una buona crosticina ho versato circa 150 ml di acqua sul fondo del forno e sul fondo ho messo anche una ciotola d'acqua. Come con gli altri tipi di pane, è buono quando è ben dorato e quando il fondo suona vuoto.

Il primo tentativo con crema di formaggio e crescione è stato più che delizioso, e ha anche un buon sapore con formaggio, marmellata o qualsiasi cosa tu voglia a colazione.

Ho letto decine di ricette, ho guardato cosa c'era nell'armadio e nel frigorifero, ho modificato un po 'tutte le ricette e il risultato è stato un pane davvero delizioso.

PANE MAGICO DA CUCINA SENZA GLUTINE

Porzioni: 1

INGREDIENTI

- 350 gr Miscela di farina (miscela di pane da Schär), senza glutine
- 100 grammi   Farina di grano saraceno
- 50 g Miscela di farina (miscela di farina scura di Seitz), senza glutine
- 1 ½ cucchiaino   Sale dell'Himalaya o sale marino
- 50 g di semi di lino, gialli
- 50 g di sesamo
- 10 g di amaranto, soffiato
- 2 cucchiai   Bucce di psillio
- 1 cucchiaio   Semi di chia
- 2 cucchiai   Aceto di sidro di mele
- 1 cucchiaino, livellato zucchero
- 1 cubo lievito
- 550 ml Acqua (tiepida
- Qualcosa di burro per la muffa

PREPARAZIONE

Sbriciolate il lievito e fatelo sciogliere con lo zucchero nell'acqua. Questo richiede circa 5 - 8 minuti. Mescola alla fine.

Nel frattempo pesare o misurare tutti gli ingredienti secchi rimanenti, metterli in una terrina e mescolare. Versare l'aceto di mele e la miscela di acqua e lievito e impastare al meglio nel robot da cucina per almeno 10 minuti. Questo è possibile anche con lo sbattitore manuale, ma è estenuante.

L'impasto dovrebbe essere ancora appiccicoso, ma un po 'malleabile; eventualmente aggiungere un po 'più di acqua, a seconda del tipo di farina.

Poi spennellate una tortiera rettangolare con il burro e adagiate l'impasto - lo divido in 2 metà e formiamo dei pani piccoli - uno accanto all'altro nello stampo. Infornate, coprite con un canovaccio e impostate il forno a una temperatura massima di 40 ° C. Lasciate lievitare per 15 minuti.

Rimuovere il panno e utilizzare un coltello per grattare il pane di ca. 4 volte su 1 cm. Lasciar riposare nel forno e impostare il forno a 200 ° C di calore superiore e inferiore e il timer a 60 minuti. La porta del forno dovrebbe rimanere accesa durante il tempo di cottura. Trascorsi i 60 minuti, togliere il pane dallo stampo e infornare per altri 10 fino a un massimo di 15 minuti con il fondo rivolto verso l'alto. Lasciate raffreddare per diverse ore su una gratella.

L'impasto della farina è molto importante per il gusto, soprattutto con il pane senza glutine. Con altre farine - che possono essere utilizzate anche - il gusto sarà ovviamente diverso. I chicchi e i semi sono liberamente intercambiabili, ad esempio B. Sono possibili anche semi di canapa o girasole, semi di zucca o noci.

PANE NAAN

Porzioni: 1

INGREDIENTI

- 250 gr Farina (tipo 550 o farina di farro tipo 630)
- 1 cucchiaino di lievito secco con lievito in polvere
- Qualcosa di sale
- 1 cucchiaino di zucchero
- 100 ml acqua tiepida
- 75 g   Yogurt
- 2 cucchiai   olio
- 2 cucchiai   Burro chiarificato
- Farina per il piano di lavoro

PREPARAZIONE

Mescolare la farina, il lievito secco con il lievito, 1 cucchiaino di sale e lo zucchero in una ciotola. Mescolare lo yogurt e l'olio, mescolare con il composto di farina. Versare 100 ml di acqua tiepida. Impastare fino a ottenere una pasta liscia con il gancio per impastare dello sbattitore manuale.

Coprite l'impasto e lasciate lievitare per 3 ore (se avete tempo, anche di più) fino a quando il volume dell'impasto non sarà raddoppiato. Preriscaldare il forno e una teglia a 260 ° C.

Impastare energicamente l'impasto sul piano di lavoro leggermente infarinato e dividerlo in 6 porzioni uguali. Stendetele una dopo l'altra in torte ovali (lunghezza circa 20 cm). Metti 3 torte su un foglio di carta. Tirare le torte sulla carta da forno sulla teglia calda e cuocere al centro del forno per 6-8 minuti fino a doratura.

Sciogliere il burro chiarificato. Mettere le focacce su una griglia a raffreddare e spennellarle subito con un po 'di burro chiarificato. Cuocere e spennellare le focacce rimanenti allo stesso modo. È meglio servirlo fresco.

IL PANE VITALE DI DELFINA

Porzioni: 1

INGREDIENTI

- 470 g Lievito naturale, (lievito naturale di segale)
- 240 gr Farina di segale, tipo 1150
- 170 gr Farina di grano tenero tipo 1050
- 250 gr acqua
- 16 g sale
- 10 g lievito
- 50 g Noccioli, (mix di base vitale)

PREPARAZIONE

Impastare tutti gli ingredienti nel robot da cucina con l'impastatrice a spirale al livello 2 per 6 minuti. Lasciar riposare coperto per 10 minuti.

Mettere l'impasto su un piano di lavoro infarinato, impastare ancora, quindi lavorare in tondo e poi a lungo. Mettere in un cestello da lievitazione, coprire e cuocere per ca. 1 ora.

Preriscalda il forno (preferibilmente con una pietra refrattaria) a 250 ° O / U. Inclina con cautela il pane sulla pietra refrattaria (se vuoi, puoi far scorrere lo spillo sul pane una volta). Spingere con molta andana. Infornate per 15 minuti, poi abbassate la temperatura a 200 ° e infornate per altri 40 minuti.

Il mix di base vitale è costituito da:

Semi di girasole, semi di zucca, semi di soia tostati e pinoli

CONCLUSIONE

La dieta del pane è generalmente considerata adatta all'uso quotidiano. Perché non ci sono cambiamenti importanti da apportare. Tuttavia, è necessario rispettare i 5 pasti al giorno in modo da poter avviare la combustione dei grassi. Pertanto, anche la prognosi per la resistenza è abbastanza buona. La dieta del pane può essere eseguita per diverse settimane senza esitazione. La necessità di contare le calorie richiede un'attenta pianificazione dei pasti. Tuttavia, la dieta del pane non è unilaterale, se non altro per il fatto che il pranzo viene consumato normalmente. La dieta del pane è solo per gli utenti che possono prendere il loro tempo per la colazione e gli altri pasti. Perché il cibo va masticato bene.

Cosa è permesso, cosa è proibito

Non è consentito spalmare burro denso sul pane durante la dieta del pane. Ma è meglio fare a meno del burro o della margarina. Anche la copertura non dovrebbe essere troppo spessa. Una fetta di salsiccia o formaggio per pane deve essere sufficiente. Dovresti bere da 2 a 3 litri durante la dieta del pane, vale a dire acqua, tè o succhi di frutta senza zucchero.

SPORT - NECESSARIO?

L'esercizio fisico o lo sport regolare non sono al centro di una dieta a base di pane. Ma non è dannoso fare lo sport come prima

Diete simili

Come nella dieta del cavolo, il cavolo o nella dieta a base di succhi di frutta diversi, la dieta del pane si concentra sul pane alimentare.

COSTO DELLA DIETA

Con la dieta del pane non è necessario prevedere costi aggiuntivi rispetto a quelli spesi per la normale spesa. Il pane integrale costa un po 'di più del pane di farina bianca. Ma le differenze non sono così grandi. Inoltre, non è necessario acquistare separatamente prodotti biologici. Come per gli altri acquisti, devi solo fare attenzione alla freschezza della merce.

COSA È CONSENTITO, COSA È VIETATO

Non è consentito spalmare burro denso sul pane durante la dieta del pane. Ma è meglio fare a meno del burro o della margarina. Anche la copertura non dovrebbe essere troppo spessa. Una fetta di salsiccia o formaggio per pane deve essere sufficiente. Dovresti bere da 2 a 3 litri durante la dieta del pane, vale a dire acqua, tè o succhi di frutta senza zucchero.

La durata raccomandata della dieta del pane è di quattro settimane. Ma è anche possibile estenderlo. Dovresti perdere circa due libbre a settimana.

Le razioni giornaliere consistono in cinque pasti. Anche questi devono essere rispettati per evitare sentimenti di fame.

Inoltre, l'organismo può utilizzare in questo modo i preziosi nutrienti in modo ottimale. È anche importante bere molto.

Attraverso l'apporto alimentare equilibrato la dieta del pane può, con un apporto calorico adeguato, anche per tutta la famiglia essere eseguita. Allo stesso tempo, ha anche il vantaggio che anche i lavoratori possono usarlo facilmente; la maggior parte dei pasti può essere preparata e poi portata via.

Se fatto in modo coerente, è possibile ottenere una perdita di peso di 2-3 libbre a settimana. In definitiva, la dieta del pane mira a un cambiamento nella dieta verso frutta e verdura e carboidrati sani e lontano da carne e grassi. L'elevata quantità di fibre porta ad una sensazione di sazietà duratura.